闵行区科普基金资助项目

出院病人健康教育与中医调养丛书

骨科出院病人
中医调养

总 主 编 孙文善

本册主编 王明海　王　军

编写人员（按姓氏笔画为序）

王明海　王　军　出晓军　吴俊国

何　军　洪　洋　耿　雷　夏怀华

钱　光　童文卿

复旦大學 出版社

丛书编写顾问委员会

总　序

随着现代医学的不断发展,人民生活水平的逐步提高,以及老龄化社会的到来,我国疾病谱亦发生了明显的变化。现在,严重威胁人民生命和健康的慢性非传染性疾病(简称慢性病,如高血压、冠心病、脑卒中、恶性肿瘤、糖尿病)已成为全世界的突出问题。近年来,我国心脑血管疾病、恶性肿瘤等重大慢性病发病率快速增长,发病年龄明显提前,慢性病的死亡人数已占总死亡人数的70%以上,并呈持续上升趋势,约25%的城市居民患各种慢性病。慢性病已成为我国城乡居民死亡和生活质量下降的主要原因。健康教育的缺失,导致三率偏低(知晓率、治疗率、控制率),这是慢性病患病率上升的主要原因之一。

长期以来,卫生医疗部门一直将院前急救、在院治疗作为医院工作的重点,而普遍忽视了病人出院以后的康复随访或后期治疗。另外,由于目前我国医疗条件及医疗资源有限,医院治疗只是其中的一个重要阶段,为此医生一般会在病人住院期间教授各种功能锻炼方法和出院后注意事项。但有些病人并不注意医生的提醒,出院后造成一些不应出现的后遗症或疾病复发。出院后病人存在的主要问题包括:①缺乏用药指导及自身疾病的康复知识;②缺乏饮食、起居方面的保健知识,仅从电视上获得零星的养生教育;

③容易受到各种媒体广告影响,盲目服用保健品或追求新的治疗方式;④缺少营养指导和心理疏导,病人存在一定的无助和孤独感。

健康教育是通过有计划、有组织、有系统的社会教育活动,使人们自觉地采纳有益于健康的行为和生活方式,消除或减轻影响健康的危险因素,预防疾病,促进健康,提高生活质量。健康教育的核心是教育人们树立健康意识、促使人们改变不健康的行为生活方式,养成良好的行为生活方式,以降低或消除影响健康的危险因素。通过健康教育,能帮助人们了解哪些行为是影响健康的,并能自觉地选择有益于健康的行为生活方式。因此,通过出院后的健康教育,不但可以解答病人出院后的有关疑问,对其正规服药、培养良好的生活方式、提高生活质量起到了一定的干预作用。

中医调养是指通过各种方法在疾病的康复过程中以中医方式增强体质,使病情尽快治愈,预防疾病复发,从而达到提高生活和生命质量的一种健康活动。中医调养有食养、药养、针灸、按摩、气功等丰富多样的技术和方法,这些方式具有简、便、验、廉、安的特点,能够更好地发挥整体调节、综合干预的优势,更适合脏腑功能减退、代谢功能较差、出院之后的广大人群。随着经济的高速发展,民众对生活质量和健康水平的要求也越来越高。临床实践表明,出院后病人对中医调养信息具有强烈的渴求,对身体健康、寿命延长充满渴望。在病人出院后康复过程中,医生和药物所起的作用较少,身体的恢复更多依赖于自我调节,也就是修复自愈力的过程。尽量依靠内力来治愈疾病,这是中医的根本宗旨,也是医疗的至高层次,传统的中医养生理论正好合乎世人的需求。

然而,在中医养生热潮下,由于缺乏相应的专业指导信息,很多错误的保健信息误导着出院之后的病人。众多非医学专业出版社出版的有些养生书籍,编辑缺乏相关专业知识背景,导致养生图书市场良莠不齐,甚至出现相互矛盾的宣传。因此,专业医务人员注重专业书籍的撰写,对健康养生科普,特别是中医养生科普的忽视,也是当前养生市场混杂的因素。病人出院后缺乏相关的健康教育和养生书籍,往往易受非专业书籍和媒体的影响,盲目进补和排毒,导致错误的身体调养,甚至疾病加重。

本丛书主要针对出院病人这一特殊群体和阶段,给出了在该阶段需要的健康教育和中医调养指导,实现了医院健康教育的延续;丛书根据调查需求,按照病种进行健康教育和中医调养指导,方便病人和家属查阅和使用,更具有实用性;丛书内容将现代健康教育和中医调养相结合,既具有科学性和先进性,又具有丰富的传统文化内涵,符合大众养生保健的实际需求。

本丛书首先通过对各科室医务人员和病人、家属等进行调查,了解出院后病人的需求和经常遇到的问题,总结影响疾病出院后康复和复发的各类因素,联合疾病相关医学专家、中医学专家、护理专业人员共同撰稿,形成一系列的科普书籍出版,向病人及亲属系统介绍出院后各类疾病的健康用药指导和中医调养知识。通过健康教育与中医养生的有机结合,使出院后的病人与家属按图索骥,及时获得疾病相关的健康教育和中医调养知识,减少盲目就医和保健品滥用。本丛书的出版,希望有助于病人疾病的护理和康复,提高病人生活和生命质量,而且对提高大众对健康教育和中医学的认知,减少疾病的发生也具有重要意义。

在本丛书编写过程中,得到复旦大学附属上海市第五人民医院各级领导以及各位专家的大力支持,在此一并致谢。由于本丛书涉及科室和人员较多,编撰过程中在内容和编排方面有不当之处,敬请读者批评指正,以便再版时修订。

孙文善

复旦大学附属上海市第五人民医院

2016 年 12 月

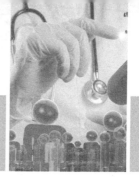

目　录

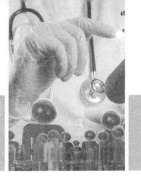

第一章
颈 椎 病

　　颈椎病是由于颈椎间盘退行性改变及其继发性颈椎组织病变，刺激或压迫周围的颈神经根、脊髓、椎动脉或交感神经而引起的一系列临床表现。通俗地讲，就是因为颈椎老化后，导致了椎间盘突出、骨质增生等，压迫了颈椎的脊髓、神经根或者动脉等，出现了相应的症状。

　　颈椎病的临床症状较为复杂。不同类型的颈椎病其临床症状也不相同。颈椎病主要可以分为神经根型、脊髓型、椎动脉型、交感型和混合型。混合型即前面4种类型的混合型。神经根型主要表现为一侧上肢的疼痛、麻木；脊髓型颈椎病病人常表现为双下肢步态不稳，有踩棉花感，可合并有四肢麻木、无力症状；椎动脉型病人主要出现头晕症状，常在活动颈椎时突然猝倒；交感神经型颈椎病的临床表现多种多样，可有头晕、眼花、耳鸣、手麻、心动过速、心前区疼痛等一系列交感神经症状。

　　颈椎病的治疗大多数以保守治疗为主，包括改变生活习惯、药物治疗、理疗、牵引等，对于保守治疗无效的神经根型颈椎病以及脊髓型颈椎病可以采用手术治疗。手术治疗主要是去除产生压迫的椎间盘、骨刺或钙化的韧带等，从而根治病人的症状。

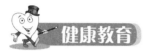

一、 饮食指导

1. 颈椎病病人平时应该多吃些什么?

由于颈椎病是由椎体增生、骨质退化疏松等引起的,所以颈椎病病人应以富含钙、蛋白质、维生素 B 族、维生素 C 和维生素 E 的饮食为主,这类物质以牛奶、鱼、猪尾骨、大豆、黑豆等含量为多。蛋白质也是形成韧带、骨骼和肌肉所不可缺少的营养素。维生素 B 和维生素 E 则可缓解疼痛,解除疲劳。另外,如颈椎病属湿热阻滞经络者,应多吃些葛根、苦瓜、丝瓜等清热、解肌、通络的果菜;如属寒湿阻滞经络者,应多吃些狗肉、羊肉等温经散寒之食物;如属血虚气滞者,应多进食公鸡、鲤鱼、黑豆等食物。

2. 颈椎病病人手术后的饮食需注意哪些事项?

合理的饮食能增加营养,为术后康复创造有利条件。颈椎病以肝肾阴虚、气血衰少为本,风寒湿邪侵袭、痹阻经络、气滞血瘀为标,故饮食需注意以下几点。

(1)以清淡为宜:颈椎病是一种慢性病,尤其是手术的病人,消耗较大,因此病人常较虚弱。很多人觉得术后应加强营养,多吃一些有营养的东西。然而,病人如多食膏粱厚味之物,反而易助湿生痰,对康复不利,故颈椎病病人饮食不能过于滋腻。

(2)要有节制:颈椎病病人以中老年居多,病久体虚,因此要注意卫护脾胃功能,不能饥饱失常或暴饮暴食。食物的软、硬、冷、热要适宜,过度进食滋补之物,不但对病情无益,反而容易损伤脾胃。

(3)不可偏食:随着生活水平的提高,人们认为鸡、鸭、鱼、肉等这些大鱼大肉才有营养,而忽视摄入瓜、果、蔬菜。《素问·生气通天论》中就已强调:"谨和五味,骨正筋柔,气血以流,腠理以密""五谷为养,五果为助,五畜为益,五菜为充,气味合而服之,以补益精气。"这些都说明,饮食应全面吸取营养,不可偏嗜。

(4)正确对待食补及药补:如牛肉、豆浆、营养麦片,虽是营养佳品,但有痰湿或舌苔厚腻者,食之反使胃脱胀闷,甚至不思饮食。人参、白木耳、阿胶虽是补气、补血之佳品,但脾胃失健、湿热内蕴者均不可服,服之则壅气助湿、胃肠呆滞。因此,食补和药补还需根据病情变化及脾胃功能适当配合。

二、运动指导

1. 颈椎病病人为什么要康复锻炼?

颈椎病病人主要表现为单侧或双侧肢体无力、麻木,以至行走活动困难,胸、腰部有束带感,严重者可致四肢瘫痪、大小便功能障碍等。早期积极治疗对其恢复有很大帮助,但仍会有一些症状残留。怎么能够更大程度地改善颈椎病病人的运动功能,很多学者认为康复锻炼是一种良好的辅助手段。

2. 颈椎病病人运动疗法的主要目的是什么?

运动康复锻炼对于仍保留运动功能单元的恢复起着重要作用,运动疗法的主要目的在于:明显改善局部血液循环,增强肌肉的力量,有效地调节关节、韧带功能,改善病人的心、肺功能及组织的代谢,提高中枢神经系统的兴奋性和反应性。根据颈椎病的临床特点,选择合适的运动种类、运动时间及频率,依照制订的运动处方规律,有条不紊地锻炼,可以大大促进病人早日康复。功能锻炼应遵循早期进行、循序渐进、坚持不懈的原则。被动活动及按摩理疗要求手法轻柔、适量进行,有助于改善局部组织的代谢,使僵硬的肌肉及韧带组织柔软化,对运动康复起到辅助促进作用。

3. 颈椎病行手术治疗之后,早期怎样进行锻炼?

颈椎病行手术治疗之后,一般需要佩戴颈托保护颈椎。此时一般不适合进行颈部的功能锻炼,防止影响伤口愈合和颈部肌肉愈合。但是,由于颈椎病的病人多有肢体无力、肌肉萎缩的情况,因此,肢体(包括上肢和下肢)肌力的锻炼在术后早期就应该开始进行。而在术后 1 个月,可以逐步开始颈部肌肉锻炼。术后 4～7 天,可以开始侧身起床,佩戴颈托后在病房内行走;术后 3 周,就可以到办公室工作;术后 1 个月,可以恢复日常生活,但出门、乘车时均需要佩戴围领,保护颈椎。

4. 颈椎病行手术治疗 1 个月之后,怎样锻炼四肢?

颈椎病行手术治疗术后 1 个月以四肢的运动锻炼为主。

上肢的运动锻炼主要是平举锻炼。双上肢向前平举,保持 20 秒,然后放下,如此反复 20 次;然后向外平举,保持 20 秒,如此反复 20 次。若觉得比较轻松,可以双手握 1 千克的哑铃进行上述锻炼。下肢的运动锻炼主要是日常行走,可以辅助进行股四头肌的肌力锻炼。锻炼的方法是取座位,椅子与膝盖同高,一侧下肢伸直膝盖,保持 20 秒,然后换另一侧下肢伸直膝盖,保持 20 秒,这是一个来回,如此反复 20 次。

5. 颈椎病行手术治疗 1 个月之后,怎样锻炼颈背肌肉?

颈背肌肉锻炼方法如下:①立姿,用全力收缩两肩,重复 5～10 次。②用手提供阻力,双手抵住前额,颈部向前弯;双手抱头,颈部向后弯;右手抵住头部右侧,颈部向右弯,左侧相同。效果更好的方法是用一条毛巾,对折,套在头上,用手抓住折合的两端,颈部分别向前、后、左、右 4 个方向弯曲,同时用手拉着毛巾向相反方向提供阻力(图 1-1)。

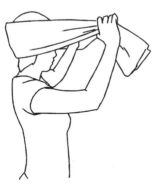

图 1-1　颈背肌肉锻炼方法

6. 颈椎不同路径手术以后有哪些注意事项?

（1）颈椎前路手术：有时会出现短暂的发音嘶哑、饮水呛咳等现象，有时还会出现一侧或者两侧上肢、肩背、前胸等部位的酸痛、刺痛或麻痛感。这多数是由于颈前软组织或神经根因为手术受到的牵拉和刺激所致，经过一段时间的治疗和休养就会恢复正常。

（2）颈椎后路椎管扩大手术：有时在手术后 2～3 天（个别情况为术后 1 周）时，出现一侧三角肌无力，表现为上臂抬臂困难，医学上称为"颈 5 神经根麻痹"，属于正常现象。多数情况在 3～6 个月以后就恢复正常，一般不会留下后遗症。

（3）颈椎后路手术：术后 2～6 周，病人均应避免双手持拎重物，以免影响颈后部的组织愈合和康复。

（4）颈椎后路椎管扩大术＋植骨融合术：术后 6 周之内，平时和出门、乘车时均需要佩戴围领，保护颈椎。术后第 7 周至 3 个月，平时不需要佩戴围领，颈部可以自由活动，低头、仰头、左右转头、歪头等动作都不受限制，但是出门、乘车时需要佩戴围领，保护颈椎，以防万一。

三、 用药指导

1. 颈椎病病人服用哪些药物可以协助术后康复?

主要的药物有以下几类：非甾体类消炎镇痛药、使肌肉松弛的药物、神经营养药、改善脑部血流供应的药物和镇静剂等。

2. 服用非甾体类消炎镇痛药时有哪些注意事项?

非甾体类药物主要是起到消炎、镇痛的作用。主要药物有：阿司匹林、对乙酰氨基酚、布他酮、吲哚美辛、奈普生、异丁苯丙酸、舒林酸、双氯芬酸、塞来昔布等。这类药物的共同特点是可能对胃肠道有损伤作用，尤其是长期服用。因此，可以选择对胃肠道损伤比较小的,比如塞来昔布,每 12 小时 1 次,每次服用 1 片。同时,在吃药时切忌空腹服药,可以与餐同吃,或者餐后吃,并且避免长期服用。

3. 服用使肌肉松弛的药物时有哪些注意事项?

这类药使肌肉的痉挛得到缓解,解除了对脊髓、神经和血管的刺激。盐酸乙哌立松就是这种口服片剂,每次服 50 mg,每天 3 次。

4. 服用神经营养药时有哪些注意事项?

神经营养药是对任何一种类型的颈椎病都有治疗意义的药物。常见的药物有维生素 B_1 片,每次 10 mg,每天 3 次;以及其他复合维生素。还有甲钴胺片,每天 3 次,每次 1 片。

5. 服用改善脑部血流供应的药物时有哪些注意事项?

改善脑部血流供应的药物常用的有:曲克芦丁片:每次 0.2 g,每天 3 次口服。脑通片:每次 10 mg,每天 3 次口服。脑通注射液:4 mg,每天 1 次静脉点滴。

6. 颈椎病病人为什么要服用一些镇静剂?

镇静剂能减轻神经的兴奋性,也能使肌肉的紧张得到缓解,适用于精神兴奋、紧张、激动的病人。一般常用地西泮(安定)2.5～5.0 mg,睡前口服;或地西泮 0.8 mg,睡前口服;也可服用健脑、安神的中成药。

四、护理指导

1. 颈椎病病人手术后的护理有哪些注意事项?

俗话说,三分靠手术,七分靠护理,说明手术之后的护理至关重要。颈椎病病人手术之后的护理与其他部位手术的病人大同小异,但有一些特殊之处需要格外注意。

首先,在卧床的体位上,应主要以平卧为主,垫低枕头。若要侧卧时需头部垫枕,使颈椎与脊柱保持在一条直线。病人在床上翻身时,应注意保持头、颈部与躯干一同运动。颈椎前路手术由于气管和食管遭受牵拉而产生疼痛,术后前几日鼓励病人多饮水,可进流质或半流质;待疼痛减轻后,可改为普食。

其次,术后早期的病人,尤其是颈椎病时间比较久的病人,下肢无力,下床时需要有人协助。在起床之前,先戴好颈托,可先坐起或将床头摇高再坐起,若无头晕等不适,可下地活动。下肢无力者,需要在护理人员的搀扶下逐渐活动。注意病人起卧时要侧卧,防止暴力牵拉双臂,以免引起脊髓再损伤。

2. 颈椎病病人手术之后要防止哪些术后并发症?

颈椎病病人手术之后要防止一些术后并发症。保持床单位干燥、整齐,每 2 小时翻身 1 次。必要时,按摩骨突处,这样可以防止压疮。每 2 小时翻身、拍背 1 次,鼓励病人行深呼吸及咳嗽练习,有痰及时咳出。必要时,辅助用沐舒坦等化痰药物,或者行雾化吸入,可以防止肺部感染。鼓励病人多饮水,每日饮水量大于 1 500 ml。同时保持会阴部的清洁,每日用温水清洗会阴部 2 次,可以防止尿路感染。

3. 颈椎病病人手术之后需要心理护理吗?

需要注意病人的心理护理。因颈椎手术后恢复时间较长,要做好耐心解释,及时转告病人的病情好转情况,增强病人战胜疾病的信心。

4. 为什么颈椎病手术之后的病人早期在起床时,常会有头晕的感觉?

颈椎病病人需长期卧床,手术之后仍需卧床一段时间。早期在起床时,会有体位性低血压,出现头晕的感觉,这是正常现象。随着起床的次数增加,头晕症状会逐渐好转。但应注意,在起床时,需要有家人陪同,防止病人摔倒,加重病情。

5. 为什么感觉颈椎病术后感到症状比手术前还要重?

颈椎术后恢复的时间较长,大多数病人需要 3～6 个月的时间才能感觉到明显的恢复,早期甚至会有症状反弹,感觉症状较术前加重。这是神经恢复的一个正常表现,切忌过于紧张,怀疑手术治疗的疗效。

6. 颈椎病病人术后不慎摔倒怎么办?

颈椎病病人术后,可能由于头晕或者行走时不慎摔倒。此时,应先让病人在地上平躺,注意病人有无呼吸困难、瘫痪等症状,切忌强行扶起病人,以免加重症状。若病人出现上述症状,应即刻拨打急救电话进行救治。

7. 颈椎病病人突然出现呼吸、吞咽困难怎么办?

有极少数情况下,颈椎病病人会出现颈部迟发性血管破裂出血,尤其是进行过颈椎前路手术的病人,可导致病人出现呼吸、吞咽困难。此时,应尽快送病人到医院进行紧急救治,否则可能危及生命。

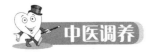

一、 颈椎病的中医辨证分型

颈椎病的辨证,首先要分清虚实。初发病的病人常疼痛较剧,其病在皮肉经络,以邪实为主,属于实证;随着疾病的发展,病情逐渐进展,多表现为隐痛、空痛,病位在筋骨,属虚证或正虚邪恋之虚实夹杂症。中医将颈椎病分为风寒湿痹型、气滞血瘀型、痰淤交阻型、气虚血瘀型,以及肝肾亏虚型5种。

二、 常用中成药

1. 颈椎病常用的中成药的选择原则是什么?

颈椎病常用的中成药主要根据病人的症状来进行选择,不同的症状采用不同的中成药,才能达到药到病除的目的。

2. 病人主要表现为颈椎强直、疼痛、活动受限、肩背疼痛时，服用什么药物？有哪些注意事项？

当病人主要表现为颈椎强直、疼痛、活动受限、肩背疼痛等，主要以消炎止痛、缓解颈肩部肌肉紧张为主，可供选择的相关中成药有颈痛灵胶囊和颈复康颗粒。颈痛灵胶囊有滋补肝肾、活血止痛的功效，用于表现为肝肾不足、淤血阻络的颈椎病，主要症状有颈部疼痛、活动不利等。用法：口服，每次 2 粒（每粒 0.5 g），每天 2次。4 周为 1 个疗程。注意：孕妇忌服，高血压病人慎用。

颈复康颗粒具有活血通络、散风止痛的功效，用于风湿淤阻的颈椎病，病人主要表现为头晕、颈项僵硬、肩背酸痛、手臂麻木等。用法：开水冲服。每次 1～2 袋（每袋 5 g），每天 2 次，饭后服用。注意：用药期间忌生冷、油腻食物，有高血压、心脏病、肝病、糖尿病、肾病等慢性病严重者，应在医师指导下服用，消化道溃疡、肾性高血压病人慎服或遵医嘱，感冒、发热、鼻咽痛等病人应暂停服用，头晕或手臂麻木严重者应去医院就诊。

3. 病人主要表现为颈、肩和发僵，上肢放射性疼痛或麻木时，服用什么药物？有哪些注意事项？

若病人的主要症状是颈、肩痛和发僵，上肢放射性疼痛或麻木，在颈部活动、咳嗽、打喷嚏等可致症状加重，可供选择的相关中成药有疏风定痛丸和舒筋活血片。舒筋活血片具有舒筋活络、活血散淤之功效，用于筋骨疼痛、肢体拘挛、颈肩酸痛等。用法：口服，每次 5 片，每天 3 次。注意：孕妇忌用。

疏风定痛丸具有祛风散寒、活血止痛的功效，用于出现风寒湿闭阻、淤血阻络的颈椎病，主要症状为颈肩部疼痛、冷痛、刺痛或疼痛逐渐加剧。除颈椎病，它还可用于关节炎、肩周炎、骨质增生、神经痛、软组织挫伤、腰肌劳损等的治疗。用法：口服，每次 1 丸（每丸重 6 g），每天 2 次。注意：本品需按规定剂量服用，不要随便加量。体弱者及运动员慎用，服用前应去除蜡皮、塑料球壳；本品可

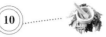

嚼服,也可分份吞服。

4. 病人主要表现为颈部活动受限,颈部活动或旋转时引起眩晕、恶心或心悸等的病人服用什么药物? 有哪些注意事项?

对于出现此类症状的病人,治疗以扩张血管,促进椎动脉供血为主,可供选择的相关中成药有眩晕宁和清眩丸。眩晕宁片是汉代《金匮要略》的"泽泻汤"、宋代《太平惠民和剂局方》的"二陈汤"和明代《证治准绳》的"二至丸"加减而成的纯中药制剂,具有健脾利湿、滋肾柔肝功效。用于痰湿中阻、肝肾不足型椎动脉型颈椎病,特别是对该病引起的眩晕有良效。病人主要表现有头晕、头痛、恶心、呕吐、耳鸣、目眩、失眠、心悸、胸闷等。除颈椎病,该药还适用于梅尼埃病、迷路炎等引起的眩晕。本药也是国家中药保护品种、国家基本药物及乙类医保药等。用法是口服,每次2~3片,每天3~4次。

需要注意的是,本品应餐后服用,服药期间要保持情绪乐观,少吃生冷及油腻、难消化的食品,严重慢性病者应在医师指导下服用。清眩丸具有疏风、清热功效,用于风热上扰型椎动脉型颈椎病,也用于风热头晕目眩、偏正头痛、鼻塞牙痛。用法:口服。每次1~2丸,每天2次。注意:服药期间要保持情绪乐观,忌生冷及油腻难消化的食物。严重者应在医师指导下服用。服药3天症状无缓解,应去医院就诊。

5. 颈部疼痛僵硬时,可以使用哪些膏药外敷?

可外用麝香止痛膏、消痛贴膏、骨通贴膏、狗皮膏等,外敷治疗如出现皮肤瘙痒、红斑等症状,应及时将药膏取下。如症状未缓解或症状加重,应及早就医,以免延误治疗。

三、 穴位按摩

1. 平时可以做什么颈椎保健操保护颈椎?

(1) 按摩百会(图1-2):用手指按头顶最高处正中的百会

穴,用力由轻到重按揉20～30次。

功效:健脑宁神,益气固脱。

最适症状:头昏头重,记忆力减退。

(2)对按太阳(图1-3):双手拇指分别放在额部两侧的太阳穴处,其余4指分开,放在两侧头部,双手同时用力按揉20～30次。

功效:清脑明目,振奋精神。

最适症状:眼睛疲劳,偏侧头痛。

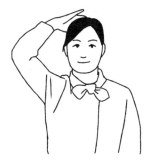　　　　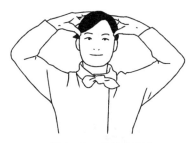

图1-2　按摩百会穴　　　　图1-3　对按太阳穴

(3)按揉风池(图1-4):用两手拇指分别按在同侧风池穴(颈后两侧凹陷处),其余手指附在头的两侧,由轻到重地按揉20～30次。

功效:疏风散寒,开窍镇痛。

最适症状:后部头痛,眩晕耳鸣。

(4)拿捏颈肌(图1-5):将左(右)手上举置于颈后,拇指放置于同侧颈外侧,其余4指放在颈肌对侧,双手用力对合,将颈肌向上提起后放松,沿风池穴逐渐向下拿捏颈部肌肉20～30次。

功效:解痉止痛,调和气血。

最适症状:颈部酸痛,僵硬不适。

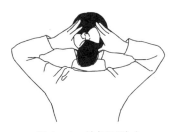

图 1-4　按揉风池穴

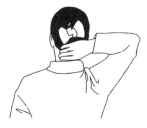

图 1-5　拿捏颈肌

（5）按压肩井（图 1-6）：以左（右）手中指指腹按于对侧肩井穴（在肩与颈椎中间，肌肉边缘正中），然后由轻到重按压 10～20 次，两侧交替进行。

功效：通经活络，散寒定痛。

最适症状：肩颈酸痛，僵硬不适。

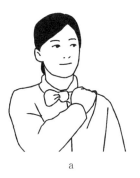

　　　　a　　　　　　　　　　　　b

图 1-6　按压肩井穴

2. 颈椎病病人在进行按摩时有哪注意事项?

颈部手法宜轻柔缓和，忌粗暴。对于脊髓型、椎动脉型颈椎病病人慎用颈部扳法，以免造成对脊髓、椎动脉的刺激和压迫加重。点法力量应适当，颈椎扳法不可强求弹响声。对急性期及病情严重的病人，建议到专业医生处就诊治疗。

四、饮食药膳

1. 治疗颈椎病可以配合哪些药膳？

颈椎病食疗除遵循一般饮食原则，如搭配合理、营养均衡、饮食有节、饥饱有度、清洁卫生，还要辨证进食。如风寒湿痹阻者，可食葛根、狗肝菜、干姜、樱桃；气滞血瘀者，可食用蛇肉、黄鳝，适量饮酒；痰湿阻络者，可食梨、扁豆、赤豆、苡米；肝肾不足者，可食黑豆、香菇、黑芝麻、枸杞子、狗肉、羊肉、鹿肉、鱼虾、韭菜；气血亏虚者，可食红枣、黑枣、葡萄、桂圆肉、桑葚、阿胶等。

2. 风寒湿痹阻型颈椎病的药膳有哪些？

用于风寒湿痹阻型颈椎病的药膳主要有以下 3 种。

（1）葛根五加粥：原料为葛根、薏米仁、粳米各 50 g，刺五加 15 g。制法：原料洗净，葛根切碎，刺五加先煎取汁，与余料同放锅中，加水适量。武火煮沸，文火熬成粥。可加冰糖适量。功用：祛风除湿止痛。对于颈项强痛的颈椎病病人可有一定的效果。

（2）清炖乌蛇：原料为乌蛇 1 条，葱、姜、黄酒、清水适量。制法：将乌蛇去皮、内脏，洗净，切成长 5 cm 段块，入砂锅，加葱、姜、黄酒、清水。武火煮沸后，文火炖至熟透，再加盐即成。分次服食。功用祛风通络。尤其适用于颈椎病病人出现肢体疼痛麻木的症状。

（3）天麻炖鱿鱼头：将天麻切成薄片，装入布袋中，与洗净去鳃的鱿鱼头同入砂锅中，加水适量，先用大火将汤烧沸，撇去浮沫，加料酒、葱段、生姜片、精盐等调料，用小火炖 30 分钟，取出药袋，放入芝麻油，再烧沸即停火，放入味精适量即成。佐餐当菜，饮汤吃鱼。具有祛风散寒，温通经络之功。主治外邪痹阻型颈椎病，症见颈肩酸痛或剧痛，遇寒加重，得热痛解，前臂及手指麻木疼痛，多见于神经根型及混合型颈椎病。

3. 气滞血瘀型颈椎病的药膳有哪些?

用于气滞血瘀型颈椎病的药膳主要有以下 2 种。

(1) 山丹桃仁粥。

原料:山楂 30 g,丹参 15 g,桃仁(去皮)6 g,粳米 50 g。

制法:原料洗净,丹参先煎,去渣取汁,再放山楂、桃仁及粳米,加水适量,武火煮沸,文火熬成粥。

功用:活血化瘀,通络止痛。

(2) 芎归蚕蛹粥。

原料:川芎 10 g,当归、蚕蛹各 15 g,粳米 50 g。

制法:原料洗净,加水适量,先煎川芎、当归,去渣取汁,再加蚕蛹、粳米,武火熬成粥。

功用:养血活血。这种药膳对于气滞血瘀型颈椎病合并有体质虚弱者尤其适用。

4. 痰湿阻络型颈椎病的药膳有哪些?

用于痰湿阻络型颈椎病的药膳有以下两种。

(1) 薏米赤豆汤。

原料:薏米、赤豆各 50 g,山药 15 g,梨(去皮)200 g。

制法:原料洗净,加水适量,武火煮沸后文火煎,加冰糖适量即可。

功用:化痰除湿。

(2) 木瓜陈皮粥。

原料:木瓜、陈皮、丝瓜络、川贝母各 10 g,粳米。50 g。

制法:原料洗净,木瓜、陈皮、丝瓜络先煎,去渣取汁,加入川贝母(切碎),加冰糖适量即成。

功用:化痰除湿通络。

5. 肝肾不足型颈椎病药膳有哪些?

用于肝肾不足型颈椎病的药膳有 4 种。

(1) 天麻炖猪脑。

原料:天麻 10 g,猪脑 1 个。

制法：原料洗净，天麻切碎，与猪脑一并放入炖盅内，加水、盐适量，隔水炖熟。每天吃 1 次，连服 3～4 次。

功用：平肝养脑。适用于颈椎病病人出现头痛眩晕，肢体麻木不仁的症状。

（2）壮骨汤。

原料：猪骨（最好是猪尾骨）200～300 g，杜仲、枸杞子各 12 g，桂圆肉 15 g，牛膝 10 g，淮山药 30 g。

制法：原料洗净，猪骨斩碎，共入锅内，加水适量，武火煮沸，文火煎 40～60 分钟，加适量花生油、盐、葱、姜等配料，取汤服用。

功用：补肝肾，强筋骨。

（3）五子羊肉汤。

原料：羊肉 250 g，枸杞子、菟丝子、女贞子、五味子、桑椹子、当归、生姜各 10 g，肉桂 5 g。

制法：原料洗净，菟丝子、女贞子、五味子纱布包，羊肉切成片，用当归、生姜、米酒、花生油各适量，炒炙羊肉后，放入砂锅内，加入余料，加水、盐适量，武火煮沸后，文火煎半小时，取出菟丝子、女贞子、五味子纱布包，加入蜂蜜适量即成。

功用：补肝肾、益气血。适用于肝肾亏虚型颈椎病病人，尤其是肌肉萎缩，腰膝酸软的病人。

（4）老桑枝煲鸡。

原料：老桑枝 60 g，母鸡 1 只约 500 g，盐适量。

制法：母鸡去毛及内脏，加水适量，放入老桑枝煲鸡，加食盐少许调味。佐餐当菜，饮汤食鸡肉。

功用：补益肝肾、祛风利湿、通络止痛。

6. 气血亏虚型颈椎病药膳有哪些?

用于气血亏虚型颈椎病药膳主要有以下 2 种。

（1）参枣粥。

原料：人参 3 g，粳米 50 g，大枣 15 g。

制法：人参粉碎成细粉，米、枣洗净后入锅，加水适量，武火煮沸，文火熬成粥，再调入人参粉及白糖适量。

功用：补益气血。适应证为气血亏虚型颈椎病。

（2）参芪龙眼粥。

原料：党参、黄芪、桂圆肉、枸杞子各 20 g，粳米 50 g。

制法：原料洗净，党参、黄芪切碎先煎取汁，加水适量煮沸，加入桂圆肉、枸杞子及粳米，文火煮成粥，加适量白糖即可。

功用：补气养血。适应证为气血亏虚型颈椎病。

五、养生常识

1. 为什么说颈椎病的日常保养很重要？

虽然颈椎病属于退行性疾病，其发病率会随着年龄的增加而逐渐增加，但主要还是由于不良姿势和不合理的生活习惯所导致。所以，在日常生活中注意颈椎的保养对康复有很大的帮助，对于已经患有或曾有过的颈椎病的病人而言，积极预防更加重要。

2. 对于预防颈椎病来说，什么样的枕头是合适的？

人生的 1/3 时间是在床上度过的，枕头的高低、软硬对颈椎有直接影响，最佳的枕头应该使人在平躺的时候支撑颈椎的生理曲线，而在侧卧的时候保持颈椎的平直。因此，一个合适的枕头的高度应该是当人在侧卧位的时候，恰好能使颈椎维持在一个水平的高度（图 1-7）。同时枕头也应像颈椎一样，具有一定的曲度，这样

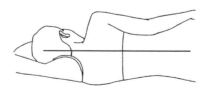

图 1-7 合适的枕头使人侧卧时颈椎
维持在一个水平高度

在平躺的时候能同时支撑头部和颈部。

3. 为什么预防颈椎病要做好颈部保暖？

颈部受寒冷刺激会使肌肉、血管痉挛，加重颈部板滞疼痛。在秋冬季节，最好穿高领衣服；天气稍热，夜间睡眠时，应注意防止颈肩部受凉；炎热季节，空调温度不能太低，同时空调或者风扇应避免直接吹颈肩部。

4. 预防颈椎病的正确坐姿是什么样的？

颈椎病的主要诱因是工作、学习的姿势不正确，良好的姿势能减少劳累，避免损伤。低头时间过长，使肌肉疲劳，颈椎间盘出现老化，并出现慢性劳损，会继发一系列症状。因此，坐着的时候，颈椎应应挺直，避免低头，同时在坐一段时间后（一般是 1 个小时），应该起来活动一下颈部，或者做一个颈部操，有助于缓解颈部的疲劳。

5. 生活中怎么避免颈椎急性损伤？

颈部的损伤也会诱发本病，除了注意姿势，乘坐快速的交通工具，遇到急刹车，头部向前冲去，也会发生损伤，因此，要注意保护自己，不要在车上打瞌睡，坐座位时可适当地扭转身体，侧面向前；体育比赛时，更要避免颈椎损伤；颈椎病急性发作时，要减少颈椎活动，尤其要避免快速转头，必要时，用颈托保护。

（出晓军）

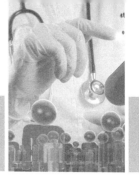

第二章
脊柱骨折

人的脊柱有33块椎骨,其中颈椎7节,胸椎12节,腰椎5节,骶尾椎9节,这些骨性结构经韧带、关节囊和椎间盘连接在一起,共同组成脊梁。脊柱上端承载颅骨,下连髋骨,中附肋骨,并作为胸廓、腹腔和盆腔的后壁。脊柱具有支持躯干、保护内脏、保护脊髓和进行运动的功能。脊柱内部自上而下形成一条纵行的脊管,内有脊髓。

脊柱骨折多见于男性青壮年。多由间接外力引起,如由高处跌落时臀部或足着地、冲击性外力向上传至脊柱发生骨折。病情严重者可导致脊髓神经损伤而引起截瘫,且中枢神经损伤后再生困难,故骨折合并截瘫术后的功能恢复也较差。这些常常给病人及其家庭造成沉重的打击。

对于损伤程度较轻,且脊柱稳定性较好的胸腰椎骨折,在临床上往往倾向于保守治疗。但是相对于严重的胸、腰椎骨折或者脊柱稳定性较差的病人,往往需要进行手术治疗。胸、腰椎骨折手术的选择应优先评估其脊柱的稳定性和神经受损情况。对于单纯的压缩骨折且不伴有椎间盘损伤的病人,可行保守治疗,对于脊柱爆裂骨折或者伴有神经损伤和(或)椎间盘损伤等复杂病情的病人,应行手术治疗。

由于是核心躯干部骨折,伤后的长时间卧床必将对全身多脏器产生影响,随之会产生多种并发症。骨折后并发症可能于伤后短期,住院期间发生;也可出现于回家休养阶段。住院期间,医院的医疗护理更专业,设备更齐全,并发症相应较少;出院后,家庭护理人员和条件良莠不齐,导致并发症的发生率随之升高。因此,住院治疗阶段结束后,出院后的康复治疗尤为重要,这将是达成病人最终痊愈状态的重要过程。脊柱骨折不伴随神经损伤的病人,术后出院时一般具备基本的床上活动自理能力,能够自行翻身、咳嗽;若早期能培养其床上解便习惯,则对家属的护理要求不高,以协助工作为主。合并脊髓神经损伤的病人,出现截瘫症状后,床上生活无法自理,家属的护理负担较重,常常需要专职的陪伴护理,以防止压疮、坠积性肺炎、泌尿系统感染、下肢深静脉血栓等严重并发症的发生。

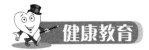

一、 饮食指导

1. 脊柱骨折后病人饮食方面调理的作用是什么?

脊柱骨折后病人需卧床休息,手术病人则病情相应更重,术后卧床时间更长,一般每月复查摄片,骨折初步愈合后方可带腰围下地行走。病人早期由于姿势与体位改变,无法适应床上大、小便,经常出现便秘和尿潴留。除了住院手术期间教育病人进行床上翻身活动及四肢锻炼,饮食方面的调理能起到缓解二便困难,促进疾病康复的效果。

2. 脊柱骨折后病人的饮食如何搭配?

脊柱骨折后病人的饮食要注意补充膳食纤维,增加胃肠蠕动,食物不可过于精细,多吃粗纤维的蔬菜、水果和谷物,防止便秘发生。其次,忌浓茶、酒类、咖啡和辛辣、刺激性食物。牛奶含钙较高,但服用后病人可能乳糖不耐受,产生腹胀不适,加重肠道负担,故不建议服用,可用酸奶替代。要多饮水并常吃半流质食物,瘫痪病人常有怕尿多而尽量少饮水的心理,这对病人是不利的。瘫痪病人应有充足的水分供应,病人清晨饮 1~2 杯淡盐水可预防便秘。截瘫病人卧床期间容易产生泌尿系结石,多饮食也可以减少此类并发症的发生。

脊柱骨折初期的病人饮食还应以清淡为宜。2 周后应供给营养丰富和易消化的食品,必须满足蛋白质、无机盐和总热能的供给,有益于恢复元气。同时适当多吃一些番茄、苋菜、青菜、包菜、萝卜等维生素 C 含量丰富的蔬菜,以促进骨痂生长和伤口愈合。蔬菜、水果、鱼汤、蛋类、豆制品等应以清蒸或者炖熬为主,少吃香辣、油腻和煎炸的食物。可以多吃蜂蜜和香蕉等,因为卧床病人大多会出现大便秘结等症状,这些食物可以帮助排便。

3. 骨质疏松导致脊柱骨折病人如何调整饮食?

脊柱骨折病人术后可食用含钙的食物,如虾皮、豆腐、鸡蛋、海带等。骨质疏松导致脊柱骨折病人另需服用抗骨质疏松药物、多晒阳光,术后早期在床上进行四肢活动,骨折愈合下地后适当锻炼,以提高骨密度,改善全身脏器功能。

4. 脊柱骨折病人出院后没有食欲怎么办?

脊柱骨折病人术后长时间卧床,活动量低于伤前,容易产生食欲缺乏,顿次饮食量下降。针对此类情况,家属可以进行调整,适当采取少食多餐的方式,可在下午时间予以加餐。在食物品种方面,可根据病人平时的喜好和口味进行烹调,在食物颜色的搭配上,尽可能调动病人的食欲,促进病人能够进食足够的食物,补充其机体的需要。尽可能地给予病人最舒适的饮食体位,这些定时、定次、定位的方法能够使病人的胃肠道功能尽早恢复。

5. 脊柱骨折可以食用骨头汤补养吗？

因为损伤骨再生主要依靠骨膜、骨髓的作用，在增生骨胶原情况下才能充分发挥。肉骨头的成分是钙和磷，而摄入大量的钙和磷反而会阻碍骨折的早期愈合。且肉骨头汤内的胆固醇含量更高，大量集中食用将导致营养过度，产生肥胖。

6. 病人脊柱骨折后为什么要少吃山芋、芋艿、糯米等食品

脊柱骨折病人由于长期在家休养，加上伤处肿痛，往往食欲不佳。如食用过多有营养、滋腻的食物，不但会更倒胃口，还会引发便秘。故脊柱骨折后病人应多进食利于消化通便的食物，忌食山芋、芋艿、糯米等易胀气或不易消化食物。

7. 饮食中糖含量过高对脊柱骨折病人有哪些影响？

脊柱骨折后病人如过量食用糖类，可导致钙被大量损耗，不利于病人的康复。过多的白糖还会减少体内维生素 B_1 的含量，维生素 B_1 不足将大大降低神经和肌肉的活动能力，影响功能的恢复。

8. 脊柱骨折病人可以吸烟吗？

烟会使血管收缩，影响血液循环、微循环重建，影响骨折和伤口的愈合。脊柱骨折病人卧床时间长，易合并肺部感染，吸烟可使此类并发症明显增加，故骨折治疗阶段均需戒烟。

二、运动指导

1. 脊柱骨折病人手术后该不该锻炼？怎样进行锻炼？

脊柱骨折病人早期需卧床休息，避免下地负重行走，以防止脊柱骨折再次移位，产生严重后果。为了避免肌肉萎缩、关节挛缩、肺部感染，防止压疮及下肢深静脉血管血栓形成，病人应于床上进行术后功能锻炼。对于神经未完全损伤，下肢功能尚存病人，术后1天开始主动活动脚趾并进行踝部屈伸，股四头肌收缩运动；术后2天进行直腿抬高练习(图 2-1)，每组 10 次，每天 2 组，锻炼腰大

肌及防止神经根粘连,开始时角度不应过大,不可用力过猛,动作过快,每次维持5～10秒,双腿交替,在病人无疼痛等不适的情况下逐步增加角度和次数,训练以病人不感到疲劳和腰部疼痛加重为宜。

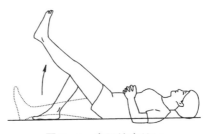

图 2-1 直腿抬高练习

术后1周开始仰卧位背伸肌锻炼(图2-2),用头、双肘及双足跟为支点,尽量使背部腾空、伸直,维持5～10秒,休息5～10秒为1组,每次做5～10组,每天2次,开始不要求将腰部抬高太多,可逐渐增加身体所抬高度和每次所做的组数,直至达到躯干腾空并符合上述所做组数和时间要求,每次可做10～15组。训练以不感到腰、背部疼痛加重为宜,并一定要保持脊柱处于中直位。所有训练都要注意腰部保护,避免脊柱过度活动,避免疲劳和再次受伤。同时,继续加强上、下肢肌力训练,指导病人进行床上翻身、平移及靠起,适当进行手功能训练。

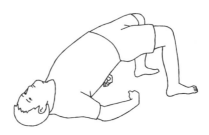

图 2-2 仰卧位背伸肌练习

2. 颈椎骨折病人术后应该如何锻炼?

颈椎骨折病人术后2周在家属陪同下佩戴支具(如颈托)可下地行走。胸、腰椎骨折病人术后6周根据随访X线摄片,了解骨折愈合情况后在腰围保护下逐步坐起。先进行直立床训练,待病人无头晕等低血压不适时,逐渐增加倾斜角度。早期活动应循序渐进,少坐位,可直立慢走,加强腰肌锻炼,睡硬板床,避免腰、背部的屈曲和扭曲。术后6周,避免长时间久坐;3个月内,避免负重及弯腰活动;3个月后,去除腰围支具,应继续练习直立行走,以锻炼腰肌。在进行站立和步行训练时,应注意防止摔伤。

3. 有神经根损伤的颈椎骨折病人术后锻炼有哪些注意事项?

对有神经根损伤的病人要尽早进行肌力被动训练,定时进行全身所有关节的全范围被动活动、按摩和相应的腰背肌训练,对瘫痪的肢体保持关节处于功能位,防止关节屈曲、过伸或过展,可用矫正鞋或支足板预防足下垂。对脊髓损伤且有可能恢复步行功能的病人主要防止压疮、肌萎缩、关节挛缩和保持运动功能;不能步行者,则主要训练残留肌力及轮椅转移能力。

脊柱骨折病人相对于四肢骨折来说,由于位于中心躯干,对于功能影响较大,术后运动康复周期也随之延长。特别是脊髓神经损伤病人的恢复更是一个系统工程,家属一定要耐心陪伴病人,做好心理疏导工作,使其能够坚定信念,坚持康复锻炼,早日恢复健康。

4. 当病人在骨科接受完手术治疗后,应该进行哪些康复锻炼?

绝大多数病人需回到家中卧床几周,不进行康复锻炼有可能引发了一系列继发性病残。因此,如何进行骨折后的康复锻炼,直接影响到病人的生活质量。脊柱骨折达到临床愈合,一般需一至数月。长期制动可以引起肌肉的失用性萎缩,使肌力、肌肉耐力和协调性下降;同时,由于缺乏必要的应力(肌腱对骨的牵拉,重力对骨的压力),可影响骨的代谢,从而加重原有的骨质疏松,甚至延缓骨折的愈合。此外,还可引起关节僵硬、萎缩、静脉血栓形成,引起坠积性肺炎、便秘、尿路结石、感染、压疮等,有的还造成病人沉重的思想负担,以及情感和行为障碍。而通过及时、合理的家庭康复,这些不良反应都能改善。

为改善血液循环,减轻疼痛、粘连,以及促进骨愈合,防止肌肉萎缩,可相应选用红外线照射、热水浸浴、低频磁场、低中频电流刺激等理疗方法。当肌力能在一定范围内抵抗轻度阻力时,可以使用重物,如哑铃等进行抗阻运动,力争肌力达到最大恢复。全身运动,如打太极拳、做广播操、慢走、慢跑、练气功等,对恢复健康都颇有益处。

三、用药指导

1. 脊柱骨折病人常用的药物有哪些?

出院时,手术医师会配发后续口服药物,一般病人需要持续服用一段时间,以达到促进骨折愈合的目的。根据作用效果,药物一般分为:促进骨折愈合药物、便秘用药、促进神经恢复药物和抗骨质疏松药物。

2. 促进骨折愈合药物的药物有什么作用?

促进骨折愈合药物,如伤科接骨片等复合中成药,具有活血化瘀、消肿止痛、舒筋壮骨的作用,需饭后服用,以减少胃肠道刺激。服药期间,加强营养支持,补充高蛋白及含钙食品,促进骨折早期愈合。大多数药物经肝脏及肾脏代谢,故长期服用药物时也需定期复查肝、肾功能,了解身体的整体恢复情况。

3. 为什么脊柱骨折后需要服用便秘药物? 如何减少骨折后便秘?

脊柱骨折后,早期由于运动量减少,脊柱骨折周围血肿刺激后腹膜临近组织,造成肠道正常蠕动节律变缓,饮食调节不当仍按伤前进食量,卧床排便习惯短期无法建立等原因,一般都会出现便秘症状,此时除了给予相关便秘药物(如乳果糖、大黄逐瘀汤等)。饮食的调节尤为重要。

服药的同时需注意多吃富含纤维的水果,避免过细及油腻食品,多饮水防止大便干结。卧床期间,多进行四肢锻炼,康复阶段定期翻身等活动,顺时针的腹部按摩操也能促进肠道蠕动,避免便秘产生。排便通畅后需注意饮食和药物的配合使用,达到肠道功能的平衡,有些病人脊柱骨折后,家属给予过于油腻的食物,如骨头汤等,食用后肠道无法消化吸收,也可能出现腹泻症状,所以均衡饮食非常重要。家属需根据病人平日的饮食和排便习惯,个性化地选择最适合病人的饮食,既要避免便秘,更要防止腹泻出现。全面、良好的营养支持是脊柱骨折病人顺利康复的重要保证。

4. 促进骨折后神经恢复药物需要长期服用吗?

促进骨折后神经恢复药物,如口服甲钴胺片、静脉使用神经节苷脂等有利于神经轴突细胞再生的药物。脊髓神经的合并损伤是脊柱骨折最严重的并发症之一。由于神经损伤后的恢复时间较长,根据病人损伤的严重度分级,可以有数月至数年不等,因此服药期间要做好病人的宣教工作,告知其治疗的长久性,保持服药的规律性,以达到最好的康复效果。

5. 脊柱骨折病人如何合理使用抗骨质疏松药物?

很多脊柱骨折病人合并骨质疏松,而骨折后的卧床及活动量下降可进一步导致严重的骨质疏松,因此骨折后骨质疏松的治疗极其重要。现在应用较广泛的抗骨质疏松药是二磷酸盐类药物,其可以不同程度地抑制破骨细胞的活性或减少破骨细胞的数量,从而减少骨的丢失。服用骨吸收抑制剂的同时需补充钙剂和维生素 D。长期应用维生素 D 类的药物可以促进肠道钙、磷的吸收,钙剂和维生素 D 类药物联合应用对骨折的愈合有积极的作用。

6. 服用福美加时有哪些注意事项?

二磷酸盐类药物最新的代表性药物是福美加,是在经典的骨吸收抑制剂福善美的基础上,复合了维生素 D 成分,以达到更好的抗骨质疏松效果。由于其对食管刺激较大,故一般选择早晨起床后以一满杯清水吞服。服用福美加后,不能躺下,需坐直或站立 30 分钟,不能将咀嚼药片或放在嘴里舔食。福美加只有在空腹时服用才能生效,因此吞服此药物后,除了清水,至少要等候 30 分钟以上才能进食早餐、饮料或服食其他药物,包括制酸剂、钙剂和维生素。福美加每周服用 1 次,每次 1 粒。不可在临睡或睡眠中段服用福善美,因此在脊柱骨折术后早期,如果病人暂时不能达到完全坐直的康复效果,则先不要服用此类药物,以避免产生食管刺激症状。

7. 对于骨折治疗药物如何权衡它们的有效性和安全性?

骨折治疗药物除了对骨折产生影响,也会对身体的其他系统产生作用,在选择应用这些药物时,需要权衡它们的有效性和安全性。脊柱的血液供应丰富,愈合能力强,故脊柱骨折病人的愈合一般都比较顺利,极少出现骨不连现象,因此促骨折愈合药物在骨折后的数月内服用,根据每月的随访 X 线摄片检查结果进行调整,骨折愈合后可酌量减药。调理胃肠道,防止骨折后早期便秘的药物为初期服用,在饮食调节配合运动习惯建立后,病人的便秘症状多可改善,此时即可停药,不应过度依赖药物治疗。

脊柱骨折后脊髓神经损伤的恢复时间较长,要给予病人仔细、全面的宣教,在理解神经恢复缓慢性特点的基础上,规律服用促神经恢复药物,以期获得最好的康复结果。

8. 合并骨质疏松的老年脊柱骨折病人服药应注意什么?

骨质疏松往往是此类病人的根本原因,在此基础上轻微的暴力损伤,即可造成多节段的脊椎骨折,且愈合后骨折仍可反复发生。因此,骨质疏松的治疗更注重于骨质本身的治疗,多种复合抗骨质疏松药物应该长期服用,并定期检测血钙、骨密度等指标,了解用药后的改善程度,必要时更换药物品种及搭配;同时注意饮食调理、生活习惯、运动锻炼等多方面的辅助,防治骨质疏松。

四、护理指导

1. 脊柱骨折病人出院后如何进行心理上的护理疏导?

脊柱骨折病人出院后需卧床休息一段时间,日常活动被限制在床上,除了自身调节适应,很多琐碎之事需家属或其他护理人员照顾处理。因此,病人一般都会出现抑郁、烦躁的情绪状态。这种情况下,病人首先需要心理上的护理疏导,鼓励病人配合治疗,告知其病情恢复的时间阶段,过程可能较长,在疾病初期即促使病人有心理准备,一定的心理预期可以促进病人积极向上的心理状态形成,有助于提高锻炼的主观能动性。高位颈椎骨折及胸、腰椎骨折的病人有时常伴有受伤平面以下感觉和运动障碍,有的将导致长期的功能障碍,甚至终生瘫痪。在患病初期,可以着重给予病人康复的信心,酌情保留一部分疾病严重度的告知,以免过度刺激病人的心理程度能力,造成心理上无法恢复的创伤,而丧失与疾病对抗的动力。

2. 脊柱骨折合并脊髓损伤能够恢复吗?

脊柱骨折合并脊髓损伤是较难恢复的。20 世纪 20 年代就有学者研究证实神经损伤无法再生,但最近的研究表明,通过各种新型药物材料的研发和科研技术的创新,原先认为不可能完成的再生长也可以通过实验达到一定效果。脊髓及周围神经损伤是国际医学界疑难病症,西医手术治疗只能恢复近于正常的神经解剖生理为神经恢复创造了有利条件,但对术后所遗留的运动功能丧失、二便失禁、肌肉萎缩、肢体痉挛疼痛等各种功能障碍,目前尚无有效的医疗措施和治疗方法,只有通过正确的中西医结合治疗才能使脊髓损伤再生修复,以达支配调节运动、二便等各种功能。

3. 脊柱骨折病人如何做好出院后的护理工作

多数脊柱骨折病人生活不能自理,且骨折所致的疼痛,以及担心神经损伤引起永久的瘫痪等,而产生恐惧、焦虑心理。住院期间,医护人员都会主动关心体贴病人,多深入病房,利用科室图文资料及请预后良好的病人现身说法,减轻病人的紧张情绪。运用通俗易懂的语言向病人及家属介绍疾病的相关知识,使其了解手术的必要性、麻醉方式、现有医疗技术水平及术后康复程度,使其树立信心,积极配合手术和治疗。家属和病人共同学习、了解脊柱骨折疾病的整体治疗过程,这样出院后才能在家属的陪伴下,使病人更有信心战胜病魔,达成康复的目标。

出院后,脊柱骨折病人除了少部分会去一、二级医疗护理中心,大部分病人都选择回家休养,此时护理工作的重任就落在了家属的身上。住院期间有医生、护士、护工等医疗相关人员的指导帮助,而出院后全部的护理工作可能就由少数甚至一个家属独立完成了。所以家属的身心负担都非常重,为了避免单独护理病人时出现手忙脚乱的现象,在病人住院期间,家属应注意学习基本的护理工作,帮助病人完成日常生活起居。

4. 脊柱骨折病人早期卧床休息时,应采用什么体位?

在病人住院期间,家属需详细了解脊柱骨折病人平卧床及轴线翻身的重要性和必要性,并取得病人的合作。脊柱骨折病人早期绝对卧床休息时应采用平卧中立位并制动。术后病人保持脊柱水平去枕平卧6小时,6小时后每2～4小时翻身1次,侧卧与平卧交替进行。尤其注意皮肤及骨隆突处,如骶尾部、枕后、耳郭、肩胛骨、肘部、膝关节、足跟部等,这些部位是卧床后压疮的高发区,如果脊柱骨折病人合并肢体瘫痪,则在后续的康复护理过程中,家属必须始终注意这些位置,定期翻身,避免压疮发生。翻身时,注意保持正确的轴线翻身动作,一手扶住病人的肩部,另一手扶住病人髂嵴部,同时用力,使病人身体轴线平直,转动 90°,保持脊柱过伸位,见图 2-3。侧卧位时,使病人下腿伸直,上腿弯曲,并将长软枕紧靠腰背部,避免身体突然下翻,减轻腰力,增加病人的安全感,见图 2-4。嘱病人不可强行自主翻身,避免脊柱不正当用力或扭曲。

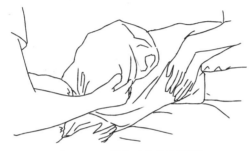

图 2-3 翻身时的动作要领

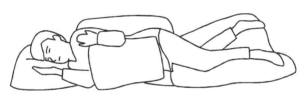

图 2-4 病人侧卧位

5. 脊柱骨折病人在恢复阶段如何进行四肢关节活动锻炼?

脊柱骨折病人在恢复阶段的四肢关节活动锻炼非常重要,可以起到保持关节活动度,防止肌肉继发失用性萎缩,适量运动提高免疫力,改善胃肠道功能,截瘫病人避免关节挛缩畸形,防止压疮等作用,具体方法已在运动指导中叙述。家属在病人早期无法进行主动功能锻炼的阶段,应该协助其进行四肢关节功能的被动活动锻炼,每日数次,每次几分钟不等,逐步加量。对于脊柱骨折合并脊髓神经功能损伤的截瘫病人,家属应协助病人保持正确肢体位置。经常进行翻身,平均每2小时1次;平卧位时,注意肘关节伸展、旋前位,腕背屈30～40°,瘫痪下肢的髋关节伸展并轻度外展,膝关节伸展但勿过伸,踝背屈90°。侧卧位时,注意避免瘫痪的上肢受压,手部保持功能位,下肢关节微屈,双膝间放棉枕。定期处于俯卧位,可使髋关节伸展,防止髋关节屈曲挛缩。

6. 病人出院后就可以下地活动吗?

大多数脊柱骨折病人由于早期不能下地行走,需医疗转运车平卧位送至家中,在家里需配备平板床,垫子软硬适中即可,注意房间的通风及温度控制。病人初回家中一般比较兴奋,家属需注意监督病人保持休息状态,切不可不遵医嘱,以为到家后即是完全康复了,其实这也是恢复中的一个阶段。很多病人出院后即早期下地活动,最后常常出现骨折处内固定失效断裂,导致骨折再次移位,造成脊髓神经迟发性损伤等严重后果。

现在是信息化社会,很多病人回家疗养时就离不开电视、手机、iPad等电子产品,须知静养阶段应该减少使用此类娱乐设施,避免长时间集中注意力于电子设备,而导致过度疲劳,不利于脊柱骨折病人的术后康复,会不同程度影响骨折的愈合。经长期的研究证实,卧床休养阶段,阅读适量的纸质读物和欣赏优雅的轻音乐均有助于病人的早期康复,家属的正确陪伴能加快病人的康复进程。

7. 脊柱骨折病人有哪些并发症? 病人出院回家休养后如何护理?

脊柱骨折病人在疾病康复阶段的前几周常需卧床休息治疗,故随之可能产生的一系列并发症。家属应注意防护,一旦出现症状,要懂得早期识别,加以初步处理,及时到医院进行进一步针对性治疗。

坠积性肺炎是脊柱骨折病人经常出现的并发症,尤多见于高位截瘫、长期吸烟、肺部有慢性支气管炎、肺气肿等基础疾病的病人。

为预防肺部感染和肺不张等并发症的发生,在病人入院后,医护人员即指导病人进行呼吸道管理,注意保暖,避免受凉,禁止吸烟,鼓励病人加强四肢运动及深呼吸、咳嗽,帮助拍背排痰;手术后,常规采取沐舒坦雾化吸入,湿化气道促进排痰等治疗以保持呼吸道通畅。住院期间,治疗师可对病人进行专门的膈肌、侧肋部和肺间部的呼吸训练。指导病人集中精力,尽可能使用全部有神经支配的呼吸肌进行呼吸训练。

病人出院回家休养后,家属要注意指导病人坚持做深呼吸训练,防止坠积性肺炎和肺不张发生。采取吹气球和吹气泡等方法进行深呼吸训练,后者有1个简便方法:瓶内盛半瓶清水,病人用1根塑料细管或橡皮管向瓶内水中吹气泡。脊柱骨折合并神经损伤导致高位瘫痪的病人,腹肌部分麻痹或完全麻痹,不能做咳嗽动作,家属要辅助其咳嗽排痰。操作时,家属双手张开,放在病人胸前下部和上腹部,在病人咳嗽时,家属借助身体重量均匀有力地向内向上挤压胸廓辅助其呼吸。病人有痰无力咳出时,可用食指和中指按压总气管以刺激气管咳嗽,改善排痰效果。

脊柱骨折病人初期常合并排便困难,出现便秘症状,此时需进行必要的饮食调理,由进流质或半流质饮食,逐渐过渡到软食、普食;保证充分水分及纤维素摄入,可有效达到软化粪便的目的。也可使用润肠通便的药物进行治疗。另外,家属的护理也能缓解这一情况,促进病人的早日康复。家属于病人术后初期即应鼓励病人进行双上肢、下肢主动活动及收腹、提肛、深呼吸,并行腹部顺时针方向环形按摩,促进肠蠕动(图2-5)。对排便动力减弱的病人,轻压肛门后部,以协助排便,养成定时排便习惯,必要时,可服用番泻叶或使用开塞露通便。

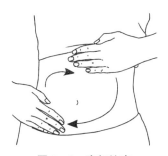

图2-5 腹部按摩

泌尿系感染及结石形成是脊柱骨折,尤其合并脊髓神经损伤致截瘫病人的常见并发症之一。病人骨折后卧床排尿习惯无法短期建立和疾病本身的神经损伤等因素的综合作用,使病人常常因排尿困难而出现尿潴留,此时导尿处理成为主要的治疗手段。病人伤后数天内采取留置导尿,并夹闭导尿管,每隔 4 小时放开 1 次,每天行膀胱冲洗 1～2 次,病情稳定后尽早行间歇性导尿,一般 4 小时 1 次,并根据导出尿量进行适当调整。进行排尿反射训练:如轻轻叩击或按压耻骨上区、牵拉阴毛、摩擦大腿内侧、挤压龟头等,如果病人为完全脊髓损伤所致的高位截瘫病人可酌情延长导尿时间,同时需定期随访更换导尿管,预防感染及膀胱结石形成。非高位截瘫病人应尽可能早期拔除导尿管,以减少感染率。鼓励病人多饮水,每天 2 500～3 000 ml 为宜,留置导尿管的病人,每天用 1∶50 的络合碘溶液清洁尿道口 2 次。携带导尿管出院的脊柱骨折病人一般都存在脊髓神经功能损伤,除了神经营养方面的药物治疗,应定期至泌尿专科门诊随访,测定膀胱功能恢复情况并更换导尿管,检查泌尿系有无结石形成及相应治疗。

下肢深静脉血栓是脊柱骨折病人的另一严重并发症。静脉血栓形成的三要素是血管内壁受损、血流速度缓慢及血液高凝状态。脊柱骨折后病人长期制动卧床,血流速度减缓,若四肢不注意活动锻炼,极易形成下肢深静脉血栓。因此,在护理方面,家属应注意病人的肢体保暖,要求病人每天多饮水,保证体液总量,减少血液浓缩,血液黏度增高。病人每天应进食低脂且富含纤维素的食物,保持排便通畅,减少排便时用力所导致的腹压增高影响静脉血液回流。帮助病人术后早期功能锻炼,避免卧床时间过长或制动过久,协助病人早日下床运动。若是合并脊髓神经损伤的截瘫病人,则帮助其进行腿部的按摩运动,通过主动和被动运动,可以改善血液淤滞状态。

8. 病人出院后失眠、焦虑怎么办?

脊柱骨折病人的致伤原因很大一部分是由于高空坠落或车祸

等外伤导致,因此,病人除了生理上受到打击引起骨折疾病,心理上也经常产生一系列的创伤反应,许多病人会引起失眠、焦虑等情绪反应。病人回家疗养后,这些症状能得到一定程度的缓解,但毕竟伤后的状态与正常生活节奏完全不同,病人需要一段心理适应调整时间,此时需要家属的耐心陪伴,处理好病假期间的各类关系。对于少数心理创伤较重导致无法正常入眠,乃至影响病情恢复的病人,可在心理治疗师的指导下,酌情服用少量促眠药物。家属也可在日常饮食中添加牛奶、蜂蜜、香蕉、核桃等促进睡眠的食品,以改善病人的失眠症状,培养病人健康的兴趣爱好,合理分配精力,白天减少睡眠时间,调整休息节律,建立良好的生物钟,也可促进睡眠质量的改善。

9. 脊柱骨折病人出院时后可以参考网上的治疗和护理建议吗?

病人出院时,医院都会给予出院小结、门诊随访时间安排和医院联系方式。家属在家中护理时,遇到不明白的地方需直接咨询就诊医生,切勿随意依照网络上不规范的信息盲目处理。脊柱骨折病人有共通之处,但每个病人都有其特殊性,具体的治疗方案只有就诊医院的负责医生全部熟悉知晓,故术后的随访治疗也应定点、定时,具体到手术医生。每个医生都希望能和病人、家属一起齐心协力完成疾病的诊治,让病人康复。

10. 病人出院后如何防止出现压疮?

压疮又称为褥疮、压力性溃疡,是由于局部组织长期受压,发生持续缺血、缺氧、营养不良而致组织溃烂坏死。皮肤压疮在康复治疗、护理中是一个普遍性问题。脊柱骨折病人伤后卧床时间长,尤其是合并脊髓神经损伤病人,四肢常常丧失主动活动能力而呈瘫痪状态,再加上神经损伤后肌肉、皮肤软组织的营养功能障碍,使得压疮的发生率更高。

对于家属来说,要懂得识别其具体表现,在较早的一期淤血红斑和二期水疱溃疡阶段,及时发现、确定压疮诊断,早期干预护理,定期翻身拍背,注意保持正确的轴线动作,尤其要观察皮肤及骨隆突处,如骶尾部、枕后、耳郭、肩胛骨、肘部、膝关节、足跟部等,这些部位是卧床后压疮的高发区,经常帮助病人进行四肢关节的被动活动功能锻炼,改善肢体局部血供,促进营养,防止肌肉萎缩也能起到预防压疮的效果。一旦出现三、四期的重度压疮,合并感染将经久难愈,造成不良后果,此时家属应及时联系就诊医院,至专科治疗,必要时再次住院进行护理治疗。

11. 出院后如何帮助病人咳嗽排痰?

脊柱骨折病人长时间保持卧位不利于咳嗽排痰,高位截瘫病人更是神经损伤后呼吸肌麻痹,无法建立正常的胸式呼吸,极易发生坠积性肺炎。家属应定期做好病人的翻身拍背,鼓励病人咳嗽排痰,如果出现痰液黏稠、颜色变黄等性状改变,或者伴随发热症状,需警惕肺炎的发生,及时至医院进行血液检查和胸部的影像学检查,诊断明确后进一步行抗感染、化痰治疗。

12. 如何协助脊柱骨折病人排尿?

脊柱骨折病人伤后卧床排尿习惯无法短期建立,以及疾病本身的神经损伤等因素综合作用,是病人常常因排尿困难而出现尿潴留,需要导尿治疗。一般进行排尿习惯的训练,定期夹管后可早期拔除,以防止感染发生。骨折并发截瘫的病人常需长期留置导尿管,家属应注意进行定期清洁尿道口,门诊更换导尿管,鼓励病人饮水冲洗尿道,避免过度摄入高钙食物,防止泌尿系统结石形成。

病人并发泌尿系感染及结石时,会出现发热、疼痛、尿频、尿急等刺激症状,需至医院行血常规、尿常规、B超及造影检查,确诊后至泌尿专科积极治疗,控制症状。

13. 脊柱骨折病人为什么会出现下肢深静脉血栓?

下肢深静脉血栓是血管内的血栓病变,脊柱骨折病人卧床制动致血流速度减缓、创伤手术等原因致血液高凝,容易并发血栓形成。出院休养阶段，家属需定期活动病人四肢关节，尤其是瘫痪病人自主活动丧失，更需被动活动锻炼，防止下肢深静脉血栓形成。病人发生血栓时，双下肢会出现肿胀不适。家属应密切观察病人下肢肿胀情况，与骨折病人下地早期出现的下肢水肿不同，后者是由于长期卧床，下肢静脉瓣膜功能受损所致，一般短时间内可自行恢复。家属发现病人肢体肿胀后，需及时至医院行血管彩超等检查，明确诊断，至血管外科予以相关处理。

脊柱骨折病人的康复是一个长期过程，作为家属是整个过程的陪同者，乐观、积极向上的态度能感染病人，促进其发挥主动性，达到缩短康复进程，改善康复成效的目的。

14. 为什么骨折手术后必须进行康复锻炼?

当病人在骨科接受完手术或保守治疗后，绝大多数需回到家中躺上几周，从而可能引发一系列继发性病残。因此，怎样进行骨折后的康复锻炼，直接影响到病人的生活质量。脊柱骨折达到临床愈合，一般需一至数月，长期制动可以引起肌肉的失用性萎缩，使肌力、肌肉耐力和协调性下降;同时，由于缺乏必要的应力(肌腱对骨的牵拉、重力对骨的压力)，可影响骨的代谢，从而加重原有的骨质疏松，甚至延缓骨折的愈合。此外，还可引起关节僵硬、萎缩、静脉血栓形成，引起坠积性肺炎、便秘、尿路结石、感染、压疮等，有的还造成病人沉重的思想负担，以及情感和行为障碍。而通过及时、合理的家庭康复，这些不良反应都能改善。

15. 骨折手术后，为预防骨质疏松和肌肉萎缩应该进行哪些治疗?

为改善血液循环，减轻疼痛、粘连，以及促进骨愈合，防止肌肉萎缩，可相应选用红外线照射、热水浸浴、低频磁场、低中频电流刺激等理疗方法。当肌力能在一定范围内抵抗轻度阻力时，可以使用重物，如哑铃等进行抗阻运动，力争肌力达到最大恢复。全身运动，如打太极拳、做广播操、慢走、慢跑、练气功等，对恢复健康都颇有益处。

预防骨质疏松可以减少脊柱骨折的发生,多种复合抗骨质疏松药物服用期间,应定期检测血钙、骨密度等指标,了解用药后的改善程度,必要时更换药物品种及搭配,同时注意饮食调理、生活习惯、运动锻炼等多方面的辅助,防治骨质疏松。

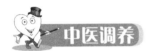

1. 骨折病人如何进行药物辨证治疗?

(1)骨折早期(1～2周):证属瘀血内阻,腑气不通。除症见局部肿胀、疼痛,常会有腑气不通,胃纳不佳而腹满胀痛,大便秘结,舌苔黄腻、脉弦有力等症。故治疗方药中,应以通腑为第一要点,兼以逐瘀。方用复元活血汤合血府逐瘀汤加减。大便秘结者加用泻下药,番泻叶泡水服,便通即停服。

(2)骨折中期(3～4周):证属瘀阻未尽,筋骨未复。局部肿痛消而未尽,但功能活动仍受限,往往有舌黯红、苔薄白、脉迟缓之症。此时除继续用活血化瘀药,应重在养血通络、接骨续筋,促进筋骨愈合。方用独活寄生汤加减。

(3)骨折后期(4周以上):证属肝肾不足,筋骨萎弱。病人往往出现舌淡、苔白,脉细虚及各种气血亏损、筋骨萎缩症状,此时宜补益肝肾、调养气血,方用补肾壮骨汤合六味地黄汤加减。

2. 骨折病人常用中成药有哪些?

骨伤科在我国有数千年的历史,占据中医发展领域重要的席位。对于脊柱骨折病人,我国医疗专家多采取中西医结合用药的方法促进病人骨折愈合、早期康复,脊柱骨折常用的中成药有以下4类。

(1)急性软组织挫伤用药:常用中成药有七厘散、活血止痛胶囊、三七伤药片、三七胶囊等,这4种药都能够活血化瘀、消肿止痛,可治疗跌打损伤、外伤淤血、青肿疼痛等。七厘散和三七胶囊还可用于外伤出血的止血。七厘散中有血竭,内服活血散瘀止痛,外用止血敛疮生肌;另有麝香、冰片芳香走窜,通气化瘀,内服、外敷均可发挥很好的疗效,是跌打损伤和闪腰、岔气的首选药。三七胶囊中只有三七一味药组成,三七有较好地止血作用,还可用于内科出血症。活血止痛胶囊中有土鳖虫、自然铜。三七伤药片中有骨碎补、接骨木,能接骨疗伤,对骨折初期也可使用;其中的制草乌和雪上一枝蒿能祛风除湿,对慢性软组织挫伤有较好作用,故急、慢性软组织挫伤都适用。

(2)慢性软组织挫伤用药:常用中成药有养血荣筋丸、舒筋活血片等。这2种药都以活血养血、舒筋活络的鸡血藤为君药,配伍一些祛风湿、补肝肾、强筋骨的药物辅助,用于跌打损伤日久引起的筋骨疼痛、肢体麻木等陈旧性疾患。但养血荣筋丸还配伍了党参、白术、何首乌补气养血,木香、陈皮健脾调中,对于气血不足、邪阻经络、筋脉失养等症更具针对性。

(3)骨折用药:常用中成药有回生第一丹、伤科接骨片、接骨七厘片、骨折挫伤胶囊等。这4种药组成中都含有当归、血竭、土鳖虫、自然铜、乳香,都有活血化瘀、接骨止痛的功效。回生第一丹和伤科接骨片含朱砂,有开窍醒神、清热解毒的作用,可用于骨折后兼烦躁不眠者。回生第一丹中的麝香辛芳走窜,入十二经,引药力直达病所,接骨效果最好;另外,麝香开窍散瘀强,对外伤等引起的神志昏迷有较好的醒脑回苏效果,对骨折初期和中期都有较好的疗效。伤科接骨片中含三七、马钱子,又有较强的活血止痛效果,止痛力强。与回生第一丹相比,伤科接骨片多了海星、鸡骨,接骨七厘片多了骨碎补,骨折挫伤胶囊多了猪骨胶,都可用于接骨续筋,所以更适用于骨折中期。而接骨七厘片、骨折挫伤胶囊组成中的大黄兼能通便,对于骨科手术后有便秘者能起到一定作用。

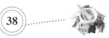

（4）骨质疏松用药：常用中成药有补肾壮骨丸、仙灵骨葆胶囊、肾骨胶囊、强骨胶囊等。这 4 种药都可治疗骨质疏松，但作用机制不同。"肾主骨"，故补肾以壮骨生髓。补肾壮骨丸和仙灵骨葆胶囊通过组方中配伍淫羊藿、补骨脂温肾助阳，地黄补肾滋阴，达到补阴益阳、强筋壮骨的作用。补肾壮骨丸中还有骨碎补、鹿角霜、龟甲、熟地、枸杞子、菟丝子、狗脊和牛膝，补肾作用更强，另外还配伍了三七、土鳖、乳香和没药，有较好的活血止痛的功效。强骨胶囊则是根据对骨碎补"补肾强骨，活血续伤"功效的现代研究（现代研究证明：骨碎补能够促进骨对钙的吸收，并提高血钙和血磷水平，有利于骨折的愈合；并有一定的改善软骨细胞功能，推迟细胞退行性变的作用），提取出骨碎补总黄酮制成的。肾骨胶囊中只用一味牡蛎，是因为牡蛎中含有 80%～95% 的碳酸钙、磷酸钙和硫酸钙，主要机制是通过补钙治疗骨质疏松。

3. 怎么应用穴位按摩改善脊柱骨折后排尿困难？

对于排尿困难，可以采用推拿手法和耳穴埋豆法。

（1）推拿手法：推拿位于脐与耻骨连线中点处的利尿穴，先沿逆时针方向推拿 20 次，接着向耻骨联合方向推压 1 次。手法先轻后重，每次推拿 15～20 分钟，休息 30 分钟。

（2）耳穴埋豆法：取膀胱、三焦、肾、直肠下段、尿道，经 75% 乙醇消毒后用 0.5 cm×0.5 cm 医用胶布中央贴 1 枚王不留行籽于穴位处，按压 2～4 分钟，每天按压 3～5 次。若病人仍存在排尿困难，重复推拿 1 次。

4. 如何应用穴位按摩改善脊柱骨折后便秘？

（1）芒硝热敷：入院后至术前，取 500 g 芒硝装于布袋中敷于腹部并固定好，芒硝融化后及时更换，每天 1～2 次，积极预防术后便秘。术后进行穴位贴敷，取神阙、气海、关元穴等穴位，并按摩气海、神阙、关元穴 5 分钟，每天 2 次，病人排便正常后可停用。

（2）腹部按摩：病人取仰卧位，护理人员在其腹部沿升结肠、横结肠、降结肠的顺序依次按摩 3 分钟,接着在腹部做环形按摩 3 分钟;按压天枢、中脘、双侧足三里 3 分钟,每次 15 分钟,每次间隔 2~3 小时,按摩结束后用热毛巾湿敷腹部 20~30 分钟。对于有便意但排便仍较为费力的病人可适当加强、加长按压力度和时间。

(3) 大承气汤灌肠:大承气汤方(厚朴、枳实各 15 g,大黄 12 g,芒硝 9 g)浓煎取汁 150 ml。

5. 如何应用穴位按摩改善脊柱骨折后压疮

采用红花乙醇对病人受压部位按摩。护理人员手浸 50% 的红花乙醇,按摩骶骨、内外踝、足跟等部位,每次 15 分钟,每天 1~2 次。同时 2 小时翻身 1 次,以促进血液流通。

6. 脊柱骨折后怎么做好早期、中期和后期饮食调护

(1) 早期饮食调护:早餐选用赤小豆赤砂糖粥。赤小豆性味甘、酸、辛,有清热利水、散血消肿之功效;赤砂糖味甘、温,有补中缓肝、和血化瘀功效。两者合用,可散血消肿。中、晚餐用三七 10 g,丹参 10 g,杜仲 10 g 加粳米煮粥服。三七性味甘、微苦、温、具有止血、散瘀、消肿、止痛的功效;丹参味苦、微寒,具有活血化瘀、安神宁心、排脓、止痛的功效;杜仲味甘、微辛、温,具有补肝肾、强筋骨的功效;粳米性味甘、辛,益五脏、壮气力、强肌肉,服后既可充饥又可达到活血化瘀的效果。以上配餐 10 天为 1 个疗程。病人因术后长期卧床,易引起便秘,常引起神经性便秘。此时可选用核桃仁、黑芝麻各 30 g,共捣如泥,开水冲服,每天 1 次,空腹服用。

(2) 中期饮食调护:①猪骨头 1 000 g,黄豆 250 g,红枣 120 g,莲子 90 g,降香、甘草各 9 g 加水小火烧烂,加姜、盐调味分多次食饮之,炖服 1 次。②黄芪炖乳鸽:(黄芪、茯苓各 30 g,白术 20 g,乳鸽 1 只)每 3 天炖服 1 次,可让病人在品尝食物的同时,达到补气养血、续接筋骨的功效。

(3) 后期饮食调护:①双鞭壮阳汤有暖肾壮阳,益精补髓的功效。用枸杞子 10 g、菟丝子 10 g、肉苁蓉 6 g、牛鞭 100 g、狗鞭 10 g、

羊肉 100 g、母鸡肉 50 g、花椒、料酒、味精、猪油、食盐适量。服用时,吃肉喝汤,既可佐餐,又可单食。②红烧鹿肉:有补五脏,调血脉,治虚劳,壮阳益精,暖腰脊功效。③杜仲猪腰:有壮腰补肾功能。④肉苁蓉炖羊肾:有补肾、益精、壮阳的功效。⑤韭菜炒鲜虾:有补肾壮阳、益精固肾的功效。以上配餐每 3 天炖服 1 次,可因人、因时、因地灵活选用。

（童文卿）

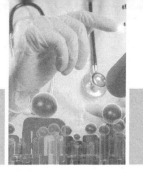

第三章
骨 关 节 炎

　　骨性关节炎是一种慢性关节疾病,它的主要改变是关节软骨面的退行性变和继发性的骨质增生。主要表现是关节疼痛和活动不灵活,X线摄片检查显示关节间隙变窄,软骨下骨质致密,骨小梁断裂,有硬化和囊性变。关节边缘有唇样增生。后期骨端变形,关节面凹凸不平。关节内软骨剥落,骨质碎裂进入关节,形成关节内游离体。疼痛剧烈者,可用疗效显著的贴剂镇痛治疗,同时采用休息制动和物理疗法,从而达到镇痛、缓解症状的目的。慢性骨关节病反复发生疼痛,影响病人工作及生活,可考虑手术治疗(关节镜、关节置换)。

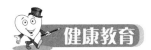

一、饮食指导

1. 骨关节炎怎么根据病因调整饮食?

　　关节炎是一种慢性疾病,其营养消耗多,因此补充维生素可有利于病损关节、组织的修复,如多摄入新鲜蔬菜、鲜枣、蘑菇等。补充维生素的同时还应补钙。一些中老年骨关节炎病人同时患有骨质疏松症,此时通过积极补钙,才有利于修复关节。故而可适当吃富含钙的食品,如牛奶、豆类、乳制品、猪骨汤等。此外,还可适当食用菠菜、香菜等富含类胡萝卜素等食物。类胡萝卜素中的玉米黄素可帮助抑制关节炎的蔓延。最后每天应多食谷类、蔬菜等富含膳食纤维等食物。经常摄入膳食纤维可促进食物消化,使体内有害物质及时排出体外,有利于病情缓解与身体的康复。

少食不利于关节康复的食品,如肥腻的、含糖多的和海鲜食物。肥腻的食物含脂肪较多,脂肪在体内氧化过程中,会产生酮体,而过多的酮体对关节有较强的刺激作用,不利于关节康复;过量食用含糖多的食物易助湿生热,影响关节的恢复,膝骨关节炎病人应少吃甜食;海产品中含有较多嘌呤,食用过多可导致病人血尿酸升高,甚至沉积在关节组织中形成尿酸结晶,加重关节炎的症状。

2. 有哪些食物可以预防骨关节炎?

生姜具有抗炎和抗氧化功效,喝茶时可加入姜片,炒菜时可撒点姜粉。关节不好应多吃三文鱼、沙丁鱼、亚麻籽和核桃等富含欧米伽3脂肪酸的食物。蘑菇等富含维生素D的食物。维生素D摄入较多者罹患风湿性关节炎危险更低。此外,还可以多食用木瓜、西兰花、猕猴桃、葡萄等,多吃这些富含抗氧化剂花青素的食物可降低C反应蛋白水平,显著缓解包括关节炎在内的炎症症状。

3. 骨关节炎病人可以吸烟吗?

烟会让血管收缩,影响血液循环和微循环的重建,影响关节软骨修复和伤口的愈合,故骨关节炎病人需戒烟。

二、 运动指导

1. 骨关节炎病人可以做哪些运动或功能锻炼?

(1)骑自行车:把车座尽可能调高,使脚刚好踩着脚踏,将阻

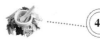

力调到最小,骑车时间可以从 10 分钟开始,适应后逐渐延长至 20 分钟。

(2)游泳:游泳有助于强化病人的心、肺功能,提高肌肉耐力。

(3)走路:走路是最好的锻炼方式,但要避免长距离的行走;有些病人需要减轻受累关节的负荷,可使用手杖、助步器等协助活动。

(4)平躺"蹬三轮":每天早晚躺在床上,模仿"蹬三轮"的动作。平躺的姿势可减轻易受损关节的负担;要使踝关节到肩关节的各个关节都得到锻炼。

(5)仰卧位,腿伸直。脚跟着地,尽量屈膝。如此反复,重复 20 次为 1 组,每天 3～5 组。

(6)坐在椅子上,轮流伸直左右腿,伸直的同时用力勾起脚尖重复 20 次为 1 组,每天 3～5 组。

(7)仰卧位,一侧膝关节屈曲,另一侧膝关节伸直,脚后跟靠着墙面,用力伸直膝关节,当感到膝关节后部紧张时坚持 10 秒,然后放松;换另一侧重复上述动作。重复 20 次为 1 组,每天 3～5 组。

2. 骨关节炎病人生活中有哪些注意事项?

日常生活中应避免一些损伤关节的动作,如上、下楼梯、跪着擦地、盘腿坐、手部劳损、看电脑(电视)姿势不对等。

(1)保护关节可戴保护关节的弹性套,如护膝等;避免穿高跟鞋,穿柔软、有弹性的"运动鞋";用适合的鞋垫,对膝关节内侧室骨关节炎可用楔形鞋垫辅助治疗。

(2)避免过度负荷:避免受累关节的过度负荷,肥胖者应减轻体重。膝和髋关节受累者应避免长时间站立、跪位和蹲位。

(3)选择适当的鞋:老年人最好穿松、软带后跟的鞋,鞋后跟高度以高出鞋底前掌 2 cm 左右为宜,老年人的鞋底还要稍大一些,必须有防滑波纹,以免摔倒。

（4）使用辅助设施：可利用把手、手杖、护膝、步行器、楔形鞋垫（膝内翻或外翻者）或其他辅助装置，减轻受累关节的负荷。

3. 骨关节炎怎样进行日常护理？

（1）保持乐观情绪：绝大多数病人的预后是良好的。单纯 X 线摄片检查有骨质增生者不一定出现症状。

（2）有合理的生活和工作方式：平时饮用牛奶（少量多次），多晒太阳，必要时补充钙剂。应调整劳动强度或更换导致症状加重的工种，消除或避免不利因素，如剧烈运动。

三、用药指导

1. 骨关节炎病人常用的药物有哪些？

对于手和膝关节骨关节炎，在采用口服药前，建议首选局部药物治疗。局部外用药可以有效缓解关节轻中度疼痛，且不良反应轻微，如非甾体抗炎药的乳胶剂、膏剂、贴剂和非甾体类抗炎药擦剂等。对 NSAIDS 药物治疗 4～6 周无效的严重骨性关节炎，或不能耐受 NSAIDS 药物治疗、持续疼痛、炎症明显，以及关节周围肌腱炎的病人，可予关节内或病变部位行糖皮质激素局部注射。但是糖皮质激素注射本身可损害软骨，引起感染，若长期使用，可加剧关节软骨损害，加重症状。因此，不主张随意选用关节腔内注射糖皮质激素，更反对多次反复使用。最短注射间隔时间为 4 周，1 年内不超过 3～4 次。

2. 治疗骨关节炎需要使用抗生素吗？

大部分中老年人的关节炎属于退变性或称为老年性骨关节炎，只需要服用消炎镇痛药和一些营养软骨药就能缓解症状，盲目使用抗生素不但没有效果，长期用药还会引起细菌耐药、真菌感染等。

3. 药物可以软化骨刺吗？

骨刺是在关节软骨破坏区周围出现的骨质增生，是已经形成的正常骨质。因此,依靠所谓的"软化骨刺"药物是不能消除的,也不应该被消除。一般来说,不影响关节活动的骨刺不需要处理。但是,少数骨质增生严重、有游离体影响到关节活动的病人,可以进行关节镜下清理术。症状严重影响到日常生活,X线片显示关节间隙明显狭窄,且采用减肥、避免剧烈运动等措施无效时,则需要进行人工关节置换术。

4. 软骨保护药用不用都行吗?

骨关节炎病人应该早点开始并规范服用软骨保护药。现在临床使用最广的软骨保护药是氨基葡萄糖类。该类药可以改善关节活动,缓解疼痛,且不良反应小,可以长期服用。一般情况下,连续服用4～6周为1个疗程,1年2个疗程左右。

5. 多种镇痛药可以同时服用吗?

在现实生活中,为求疾病尽快好转,不少病人同时服用不同医生开的镇痛药。事实上,这种做法是非常危险的。因为不同医生开的镇痛药,有可能只是商品名不同,其成分却完全相同。而且即使是成分不同的镇痛药,很多药的作用机制也是完全相同的,同时服用就有药物过量的危险。很多非甾体类镇痛药之间还存在交叉过敏现象,长期大量与其他非甾体抗炎药合用,可明显增加肝、肾毒性,同时,还大大增加胃黏膜损伤的机会,可能引起胃出血。另外,药物之间可能存在一定的化学反应,也有损健康。

6. 骨关节炎病人怎么合理补钙和增加软骨营养?

合理补钙和维生素D,强骨减负。强骨减负是指要减少对骨骼的负担,如减轻体重、少爬山、少爬楼梯、少背重物等,以及要强壮骨骼,使骨头变得更加结实。由于骨头的主要成分是磷酸钙,因此在补钙的时候不要忘了补磷(可适当多吃谷物补充)。当然,也要测定一下体内的维生素D是否适量,如果维生素D不足,即使吃了再多的钙片也吸收不了,而只能随大便排泄掉。但有一点要注意,维生素D也不能补太多,过量补充维生素D骨头

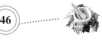

不会变硬,反而有可能变得更软了。研究发现,过量的维生素 D 恰恰增强了破骨细胞的功能,而抑制了成骨细胞的功能。所以,服用含有维生素 D 的保健品或者药品过量,反而可能使骨骼变得更疏松。

用氨基葡萄糖可以增加软骨营养。在医生指导下使用营养软骨的药物,如氨基葡萄糖类药,能促进软骨细胞的活性,使关节里生成更多的软骨基质,修复破坏、磨损的软骨。另外,还可以注射关节滑润剂(如玻璃酸钠),使关节在负重的时候对软骨的损伤小一些。

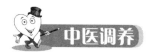

1. 中医如何认识骨关节炎

中医对骨关节炎的病名无明确记载,一般认为其属骨痹和骨瘘范畴。但几千年以来,对骨关节炎病的认识积累了丰富的临床经验。纵观对于骨关节炎的中医典籍,中医学认为肝肾亏虚是痹症的发病基础,风寒湿邪侵袭及跌扑扭伤为发病诱因。即人至中年后,由于先天不足,后天脾不健运,肝肾精亏,筋骨不荣,失荣而痛。加之风寒湿邪及跌扑扭伤导致经络痹阻,骨脉淤滞,不通则痛。

2. 中医认为骨关节炎的病因病机是什么?

本病的主要症状以关节疼痛、僵硬和关节变形为主,故归于中医痹病的范畴论治,所以"风寒湿三气杂至合而为痹"是该病的外在因素。又因本病的病变部位主要在关节的软骨及骨,所以应属于"五体痹"之一的骨痹,中医认为,"肾主骨,生髓",精髓充足则筋骨强壮,故肾精亏虚是该病发生的内在条件。另外还与劳损过度、骨节外伤等因素密切相关。

3. 骨关节炎的中医怎么进行辨证论治?

骨关节炎是一种慢性关节病,病变主要累及关节软骨、软骨下骨和滑膜组织。其病程绵长,易反复发作,气候的变化和关节劳累与否,对病情的加重与缓解有一定影响,本病属本虚标实,虚实夹杂。故在论治该病时,治病求本、补肾壮骨、活血通络为本病的基本治则。在急性发作期,应以祛邪为主,祛风、散寒、除湿、化痰、活血等灵活运用,使邪祛正安,通则不痛而收效。病情缓解后,应谨守补肾壮骨之本,使精髓充足,筋骨得以润养填充,关节功能得以恢复。

4. 骨关节炎怎么进行针灸治疗?

中医对膝骨关节炎的治疗,多采用针灸、推拿、中药熏洗等方法,均有确切的临床疗效。而在众多物理疗法中,针灸作为中医药传统治疗的优势手段,可以被视为更有效的治疗方法之一。针灸治疗主要针对膝骨关节炎严重影响病人生活质量的两大主症"疼痛"和"膝关节功能障碍",通过穴位选取,针灸穴位注射结合中药外治、针刀、贴敷疗法等,达到疏通经络、散寒除湿的目的。

(1)中药穴位注射:

1)药物选择:参麦注射液、银杏叶提取物、生脉、脉络宁等中成药(辨证选择)。

2)药物配比:中成药 2.5 ml+2% 利多卡因 0.5 ml。

3)注射部位:"穴位"注射(关节腔),根据情况加选周围 2 个痛点阿是穴(髌上囊痛点、腘窝处)。

4)注射疗程:每 5～7 天注射 1 次,6 次为 1 个疗程。

(2)针刀疗法:

1)体位:坐位或仰卧位。

2)定点:关节周围病灶(痛性结节、条索、增厚)。

3)层次:皮肤—皮下组织—深筋膜—软组组织病灶处(滑膜囊壁层)。

4）方向：刀刃与肌肉及韧带的走行相一致。

5）疗程：每周 1 次,3～5 次为 1 个疗程。

（3）中药外敷疗法：比较成功的是利用干热疗法,用中医芳香类中药,如苏子、白芥子、吴茱萸、莱菔子、菟丝子各 100 g,另外还有 5 种止痛药各 50 mg,共 250 mg,通过微波炉加热 2～3 分钟,然后放到不舒服的地方按摩。

（4）中药外贴：敷贴药最大的问题是皮肤出现刺激反应。为解决这个问题可采用痹痛膏,分为 3 种机制：温、热、冷。最常用的是姜汁,属于温型,有一定的温通作用;还有一种是阳虚为主的用麻辣碱,提高渗透作用;同时考虑特殊体质,敏感性比较大,容易过敏,就选用清凉型,用薄荷、樟脑作为机制。

（5）埋线治疗：主穴用大杼（骨会）、膈俞（血会）、膻中（气会）、阳陵泉（筋会）。配穴：血海、梁丘、膝眼、阿是穴。操作：用 PGA或 PGLA 线体对折旋转埋线法,或者胶原蛋白线注线法,每 2 周 1次,3 次为 1 个疗程。

（6）运动疗法：肌力的提升非常关键,其为疗效巩固提供了坚强的物质保障,强烈推荐运动、锻炼。应及早开展,全病程终身运动。

1）运动处方：不负重运动→不负重持重锻炼→器械抗阻训练→负重运动。

2）股四头肌肌力锻炼：坐位直腿抬高坚持 7 分钟（每周 1 分钟递增）。

4. 治疗骨关节炎常用的中成药有哪些?

（1）正清风痛宁：有祛风、除湿、止痛的功效,用于各种类型的风湿性关节炎。片剂（每片 20 g）：每天 3 次,每次 20～40 g;若无不良反应,3 天后改为每次 100 g。针剂（每安瓿 2 ml 含 50 g）：每天肌注 2 次,每次 25 g;若无不良反应,3 天后可改为每次肌注100 g;可连续用 90 天。

（2）尪痹冲剂：可补肝肾，强筋骨，散风除湿，通经活络，蠲痹止痛。适用于痹症，久病不愈，肌肉关节轻度肿胀，重者，麻木，腰膝酸软，畏寒喜暖，手足不温，舌淡苔薄白，脉滑细者。每次 1～2 袋，每天 2～3 次。

（3）追风活络丸：有祛风除湿，活络止痛的功效，用于急慢性风湿性关节炎。每天 3 次，每次 3 片。

（4）祛风止痛片：可祛风止痛，散寒除湿，补益肝肾，强壮筋骨。适用于关节疼痛重者或麻木，遇阴寒天气疼痛加重，伴有腰膝酸软，头昏耳鸣者。每次 6 片，每天 2 次。

5. 骨关节炎病人可以使用药膳调理吗?

药膳调理即日常所说的中医食疗，对膝关节炎有很好的疗效，临床上的药膳有很多，这些药膳大多有壮筋健骨、祛风行血、濡润关节作用。

6. 中医辨证论治骨关节炎的药膳有哪些?

（1）湿热痹阻型的常用药膳方：老桑枝 60 g，老鸭 1 只；将鸭去内脏洗净，加入老桑枝，用文火熬汤，调味后，饮汤食肉。或用丝瓜 50 g，粳米 100 g，先将粳米煮粥，将熟时加入丝瓜小段，煮熟粥时，稍凉食用，每天 2 次。

（2）寒湿痹阻型的常用药膳方：薏苡仁 30 g，桂枝 5 g，生姜 10 g，粳米 100 g；将桂枝、生姜水煎取汁，与薏苡仁、粳米同煮粥食，每天 2 次。

（3）血虚风痹型和肝肾阴虚型的药膳方：当归 10 g，黄芪 50 g，乌鸡肉 1 000 g；鸡肉、当归、黄芪洗净切段，加水适量，用文火炖 2～3 小时，调味后食用。

7. 骨关节炎病人的日常养生应该注意什么?

（1）加强锻炼，增强身体素质。经常参加体育锻炼，如做保健体操、练气功、打太极拳、做广播体操、散步等。凡坚持体育锻炼的人，身体强壮，抗病能力强，很少患病，其抗御风寒湿邪侵袭的能力比一般没经过体育锻炼者强得多。

（2）避免风寒湿邪侵袭,要防止受寒、淋雨和受潮,关节处要注意保暖,不穿湿衣、湿鞋、湿袜等。夏季暑热,不要贪凉受露、暴饮冷饮等。秋季气候干燥,但秋风送爽,天气转凉,要防止受风寒侵袭。冬季寒风刺骨,注意保暖是最重要的。

（3）注意劳逸结合,饮食有节、起居有常。劳逸结合是强身保健的主要措施。临床上,有些关节炎病人的病情虽然基本得到控制,处于疾病恢复期,但往往由于劳累而重新加重或复发,所以要劳逸结合。

（4）保持正常的心理状态。有一些病人是由于精神受刺激。过度悲伤或心情压抑等而诱发本病的。而在患了本病之后,不良情绪又往往使病情加重。

（5）预防和控制感染。有些关节炎是在患了扁桃体炎、咽喉炎、鼻窦炎、慢性胆囊炎、龋齿等感染性疾病之后而发病的。一般认为这是由于人体对这些感染的病原体发生了免疫反应而引起本病的。所以,预防感染和控制体内的感染病灶也是重要的。

在患病期间尽量不要做比较劳累的工作,注意劳逸结合,保持良好的心情,尤其是不要用冷水洗澡、泡脚等,饮食方面也不宜食用凉性的食物,避免对关节造成刺激。保护好关节,才能减少骨关节炎带来的病痛。

8. 在生活中怎么保护关节?

穿鞋要合适,可以垫一块舒适的鞋垫。有时尚需垫上特制鞋垫,以调整下肢力线,减小膝关节的应力。在这些方面可以请教医师或理疗师。在活动 10 分钟后可以坐下来休息一会儿,而不是站着不动。当站着工作较长一段时间后,坐在高凳子上休息一会儿,而不要继续站着不动。如果一定要站着工作,在每小时的工作之间休息 5 分钟。在工作间隙,病人可以将一些常用物品放在容易取到的地方,而无须蹲下或者跪下去取。可以制作或者买一个取物器(钩),以便获取放在地上的所需物品。这些器具在一些康复商店里都能够买到。震荡或冲击膝关节的运动可能进一步损伤关节软骨。游泳和行走对膝关节施加的应力较慢跑、球类活动小得多。尽量使用电梯,如果一定要走楼梯,一次走一级,并且要多次休息。

罹患膝关节骨关节炎的病人应避免坐矮椅子,应坐在一个高的、坚实的椅子上,或者在凳子上垫上枕头以提高椅子的高度。防止椅子滑动,这可以使病人的膝关节少受应力。从椅子上坐起时也要少用力。避免睡矮床,将床垫高。避免用低的坐便器,将坐便器垫高,使得如厕站起时更加轻松。避免用盆浴。最好采用有淋浴椅子的洗浴方法进行沐浴。避免跪下、蹲下或者在地上坐着时下肢交叉。所有这些动作会对膝关节软骨施加过度的应力。

(吴俊国　何　军)

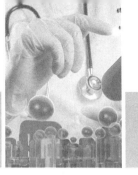

第四章
关节镜术后

关节镜手术是一种微创手术,通过切开皮肤数个"筷子"大小或更小的孔(5～10 mm),将摄像头、手术器具伸入人关节内,在显示器监视下,由医生操作,诊断和治疗各种关节疾病。其特点是:①微创手术,切口约 0.5 cm,视野有放大作用;②对关节内干扰小,术后功能影响小;③诊断更明确、更精细、更安全,效果较传统切开手术明显好;④组织损伤少,术后恢复快;⑤住院时间短,医疗总费用低。

关节镜手术可治疗关节内各种病损。如骨性关节炎滑膜炎、创伤性关节炎、类风湿关节炎、结核性关节炎、化脓性关节炎,剥脱性骨软骨炎等,以及滑膜软骨瘤病,髌骨软化症,骨赘(骨刺),游离体,滑膜皱襞,关节紊乱症,半月板损伤,关节囊粘连,各种关节内骨折,各部关节粘连及关节活动受限,各种不明原因的关节痛。

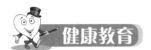

一、饮食指导

1. 骨关节炎行关节镜手术后病人饮食调理的目的是什么?

由于手术创伤小,术后恢复快,所以减轻体重、强化软骨、降低炎症反应是骨关节炎行关节镜手术后病人健康饮食的目的。现在越来越多的人把"减肥"当成了口头禅,其实"减肥"不仅仅可以让自己"颜值"更高,更重要的是因为肥胖和粗壮体型会增加关节炎的发病率。体重过重,势必增加关节负担,长时间负重,出问题也就在所难免了。营养不良是致病因素之一,均衡营养很关键。在摄取食物的时候,品种尽可能多样,对关节和身体的其他方面都是有益的。

2. 骨关节炎病人关节镜术后饮食主要注意什么

(1)在骨关节炎的治疗和预防中,体重是重要的影响因素。减轻体重是避免骨关节炎加重的一种方法。可以通过增加植物饮食的摄入,减少食物总量、含糖食物和饮料的摄入来达到这一目的。要增加水果和蔬菜的摄入量。蔬菜、水果中富含抗氧化剂,可以减轻炎症反应。苹果、洋葱、葱、草莓等食物中发现的抗氧化剂可能会减少关节的炎症反应和疼痛。

(2)欧米伽 3 脂肪酸可以减少关节疼痛、减轻晨僵。增加食物中欧米伽 3 脂肪酸的含量的最好方法就是每周增加 200 g 左右多脂鱼的摄入,如鳟鱼、鲑鱼、鲭鱼、金枪鱼、鲱鱼、沙丁鱼等。维生素 C 在胶原和结缔组织的生成中起到重要作用。女性每天的推荐摄入量是 75 mg,男性为 90 mg。

(3)注意烹饪的温度。高温会使肉类产生一种叫糖基化终产物的物质,这种物质与关节炎、心脏病和糖尿病的发生都有关联。尽管体内本来就有糖基化终产物,但是食物中摄入量的增加会使得体内糖基化终产物含量增加,从而增加患病风险。可以通过减少烧烤、油炸和微波食物的摄入来减少体内的糖基化终产物水平。

二、运动指导

1. 膝关节镜病人手术后该不该锻炼? 怎么进行锻炼?

关节镜手术是微创手术,恢复迅速,可早期恢复锻炼。

(1)初级锻炼程序:

1)腘绳肌收缩:仰卧或坐位,膝关节弯曲大约10°,用足跟向下蹬踩床面,使大腿后面的肌肉紧张(图4-1)。

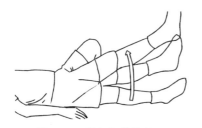 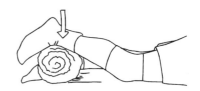

图 4-1 腘绳肌收缩练习　　　图 4-2 股四头肌收缩练习

2)股四头肌收缩练习:俯卧位,小腿前方垫1个毛巾卷或枕头。用踝关节向下压,尽量将腿伸直(图4-2)。

3)直腿抬高练习:仰卧位,健侧膝关节屈曲,患侧膝关节伸直。慢慢抬起患肢,足跟距离床面约12 cm。

4)站立直腿抬高练习:站稳,慢慢向前抬腿并保持膝关节伸直,再回到起始位置(图4-3)。

(2)中级锻炼程序:

1) 终末伸膝练习：仰卧位，膝关节下方垫 1 个毛巾卷或枕头。伸直膝关节，然后慢慢回到起始位置(图 4 - 4)。

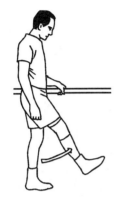

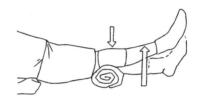

图 4 - 3　站立直腿抬
　　　　高练习

图 4 - 4　终末伸膝练习

2) 直腿抬高练习：仰卧位，健侧膝关节屈曲，患侧股四头肌收缩使膝关节伸直。慢慢抬起患肢至足跟距离床面约 12 cm，然后慢慢放回到床面并放松(图 4 - 5)。

3) 半蹲练习：扶住一把结实的椅子或床架，背部挺直，慢慢弯曲膝关节向下蹲。不要完全蹲下，也不能超过 90°(图 4 - 6)。

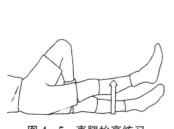

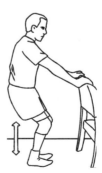

图 4 - 5　直腿抬高练习

图 4 - 6　半蹲练习

4）股四头肌牵拉练习：站立位，患侧膝关节屈曲，将足跟拉向臀部，要感觉到大腿前面受到牵拉（图4-7）。

（3）高级锻炼程序：

1）单腿部分屈膝练习：扶物站立位，健侧膝关节弯曲，患侧足部踩平，慢慢屈膝降低身体，然后再站直回到起始位置，放松（图4-8）。

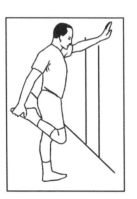

图4-7 股四头肌牵拉练习

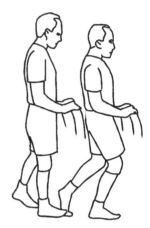

图4-8 单腿部分屈膝练习

2）前向踏步练习：站立位，前方放1个高15 cm的板凳。患侧迈步踏上板凳，健侧腿跟上，再以相反顺序回到起始位置。重复10次（图4-9）。

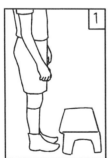
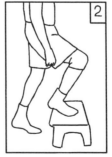
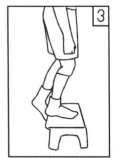

图4-9 前向踏步练习

3）侧向踏步练习：站立位，侧方放 1 个高 15 cm 的板凳。患侧迈步踏上板凳，健侧腿跟上，再以相反顺序回到起始位置。重复 10 次。随着锻炼强度的增大，逐渐增加板凳的高度（图 4 - 10）。

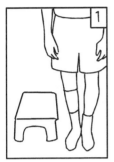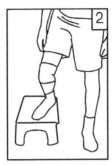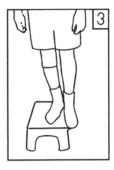

图 4 - 10 侧向踏步练习

4）终末伸膝练习：坐位，患侧小腿及足跟放在板凳上。伸直膝关节，保持 5 秒钟，再慢慢回到起始位置。重复 10 次（图 4 - 11）。

5）腘绳肌牵拉练习：仰卧位，屈曲髋关节，双手在膝关节上方抱住大腿。慢慢伸直膝关节直到感觉膝关节后面紧张。保持 5

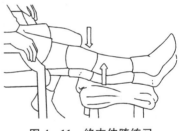

图 4 - 11 终末伸膝练习

秒钟，放松。重复 10 次。再做另外一侧。如果没有感觉到牵拉，就将髋关节再屈曲一些。练习时不能摆动，要保持稳定。延长牵拉时间可获得最好的效果。

6）靠墙腘绳肌牵拉练习：靠门仰卧，患侧腿抬起，伸直膝关节，将足跟靠在墙面上，健侧膝关节屈曲，使臀部贴向墙壁。当感觉到膝关节后面紧张时再伸膝，保持 5 秒钟，放松。重复 10 次，再练习另一侧。身体离墙壁越近，牵拉的效果就越好（图 4 - 12）。

7) 蹬车练习：如果能够进行蹬自行车练习,可以每天蹬 10 分钟,也可以逐渐增加练习时间,从每天蹬 1 分钟逐渐增至每天蹬 20 分钟(图 4 - 13)。

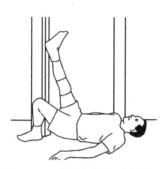

图 4 - 12　靠墙腘绳肌牵拉练习

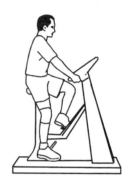

图 4 - 13　蹬车练习

(4) 行走与跑步：行走是手术后恢复中期(手术 2 周后)极好的功能锻炼。但为避免膝关节受到冲击和震荡,手术后 6~8 周不能跑步。同时要注意,行走和跑步都应循序渐进。

2. 不同膝关节镜术后何时开始运动?

半月板修复、游离体取出、滑膜切除术等手术,在术后第 2 天开始锻炼;踝关节屈伸、直腿抬高、床上不负重膝关节伸曲锻炼,下地 2 周内避免屈曲;半月板缝合术术后 3 周内避免负重;交叉韧带重建需要支具固定 6 周,1 周时的伸屈活动范围在 0~30°,2 周在 0~60°,3 周在 90°,3 周后要超过 90°。下地活动要在支具保护下保持 0°。

3. 骨关节炎病人关节镜术后可进行哪些日常运动?

运动疗法可维持或改善关节活动范围,增加肌力。肌肉力量增强可以保护关节、减轻关节的疼痛,从而间接减轻关节负荷、改善病人活动能力。

(1) 等长练习：增强肌力,防止失用性肌萎缩。如膝骨关节炎

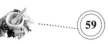

病人行股四头肌、腘绳肌等长收缩,每次持续 5 秒,重复 30～50 次。

(2)耐力运动:可改善病人的有氧运动能力,如游泳、散步、脚踏车等。

(3)保持关节最大活动度的运动:应由病人主动进行,循序渐进,每天锻炼 3 次以上。

(4)有益于骨性关节炎病人的锻炼:游泳、散步、蹬脚踏车、仰卧直腿抬高或抗阻力训练、不负重位关节屈伸活动,

(5)不利于骨性关节炎病人的运动:增加关节扭力或关节面负荷过大的训练,如爬楼梯、蹲下起立、爬山等。

三、护理指导

1. 关节镜术后怎么进行心理护理?

关节镜手术虽然具有创伤小、恢复快、诊断准确等优点,但有的病人由于缺乏疾病的相关知识、对手术及术后功能恢复情况不了解而产生焦虑和恐惧心理。膝关节对人体的行动至关重要,病人及家人对手术都寄予较高的希望,尤其担心手术治疗的失败。因此,从入院开始,就会有专门的护士向病人进行详细的健康指导,应用文字、图片向病人说明手术的必要性、目的和方法,科室医护人员的技术水平及成功的病例,观看关节镜手术录像,让病人了解关节镜手术的基本过程,以缓解病人的紧张情绪及恐惧心理,为手术做好充分的准备。对术后病人进行康复训练的目的、方法及注意事项的介绍,并根据其性格特点指导其合适的训练方法并协助训练,设法消除其顾虑,鼓励帮助其锻炼,使病人均以良好的心态进行康复训练。

2. 关节镜术前要康复训练吗?

膝关节疾病的病人由于疼痛、病程长,腿部活动少,多伴有不

同程度的膝关节畸形、活动受限、股四头肌萎缩,术前进行功能锻炼可以增强股四头肌肌力和促进膝关节功能的恢复,防止术后膝关节功能的进一步退化,同时为术后的功能锻炼做好准备。主要做法是让病人学会正确的股四头肌、腘绳肌舒缩方法、直腿抬高及屈曲膝关节的方法。具体做法如下:平卧,足尖朝上,用力绷紧腿部肌肉,持续5～10秒,如此反复进行,以手掌感到髌骨上下滑动有效;平卧,足尖朝上,直腿抬高,使足跟距床面20 cm,持续5～6秒,放下肢体,放松肌肉,反复进行;平卧,足尖朝上,直腿抬高离开床面,使肢体与床面呈45°,屈曲膝关节,缓慢伸直膝关节,放下肢体,放松肌肉,如此反复练习。

3. 术后出现疼痛怎么办?

术后回病房1小时内,护士会来为病人进行疼痛评估,以后每4小时评估1次或疼痛时随时测量,至术后72小时。评分的同时,注意查找疼痛的原因。多种因素都可以引起切口疼痛,如加压包扎过紧、关节腔积血、过度牵拉、活动、恶心、呕吐等,要尽量避免或去除诱发疼痛的原因。疼痛会引发病人一系列的生理和心理反应,如心率、呼吸加快,血压升高,痛苦、焦虑、紧张等情绪,根据疼痛评分情况和病人的耐受性及时选择药物和非药物方法进行止疼治疗,药物包括哌替啶、曲马朵等。非药物措施包括与病人交流,进行心理疏导,让病人听音乐分散注意力等,对减轻疼痛也有一定效果。

4. 术后出现关节肿胀如何护理?

为预防关节腔积血、积液和短期内关节肿胀,医生会在伤口放无菌棉垫加压包扎,并给予局部冷敷。病人回病房后即将冰袋覆盖在患膝上,术后2～3天使用,每天3～5次,每次30～60分钟,使用过程中严防冰袋漏水浸湿伤口。若自觉膝部胀痛严重,肿胀明显,浮髌试验阳性,说明可能关节内出血量大,应引起高度重视。应及时通知医生检查伤口,必要时行关节腔穿刺减压。

5. 膝关节镜术后怎样预防感染?

感染是膝关节镜术后较为严重的并发症。术前、术中、术后均应根据医嘱应用抗生素。保持切口清洁、干燥,严格无菌换药。术后病人的体温变化是最好的提示。术后 3 天内,应 6 小时测 1 次体温,病人体温一般不会超过 38°。若体温明显升高,或者是膝关节结核及化脓性关节炎病人经治疗后体温不降反升,伤口跳痛,应立即检查伤口,判断是否感染,并及时通知手术医生和护士。发热的原因除切口本身的因素,全身情况也应考虑在内,如肺部及泌尿系感染、大便不通畅等,对症处理后,往往能取得满意的效果。病人多饮水,多变换体位,有助于预防肺部感染、尿路感染等。

6. 怎样安排术后康复训练时间?

膝关节损伤后在组织学上纤维化出现较早,如不早期活动,4 天左右即可出现关节活动受限,损伤关节固定;2 周即有可能致结缔组织纤维融合,使关节丧失功能。早期功能锻炼可以改善和增加局部血液循环,增加肌肉力量,恢复关节和肢体功能。

(1) 术后 6 小时:麻醉消失后,即可进行踝部运动。方法:坐位或卧位,膝部伸直,踝关节最大限度跖屈背伸,保持 3～5 秒,反复 15 次,每天 8～12 次。

(2) 术后 24 小时后:进行股四头肌等长等张收缩练习,持续 5 秒后放松 1 次,每天 300 次,分 4～5 次完成。通过肌肉的收缩舒张,促进患肢的血液循环,减轻肢体肿胀,为抬腿运动做好准备。

(3) 术后第 2 天:做直腿抬高和腘绳肌收缩锻炼。直腿抬高方法:病人仰卧,两腿伸直,下腿伸直抬起、放下,开始协助病人抬高 10°左右,然后缓慢放下,从被动到主动,逐渐抬高至 35°,不超过 45°。如超过 45°则股四头肌失去张力强度,成为锻炼屈髋肌的力量。停留 3～5 秒,再缓慢放下,2～3 小时练习 1 次,每次 5～10 分钟。腘绳肌的收缩锻炼方法为:病人坐位或平卧,膝关节屈曲 10°,足跟向下蹬踩床面,保持 5 秒,重复 10 次。

（4）术后 3～5 天：可扶拐下床活动，但不鼓励多走路。以减轻疼痛和肿胀，防止下肢深静脉血栓，恢复正常关节活动为目的，有计划地采取主动锻炼为主，被动锻炼为辅的原则，逐渐增加锻炼时间。

7. 出院后，在家里怎么做康复训练？

关节镜手术治疗后，一般术后 2～3 天即可出院，韧带损伤病人住院时间稍长。大部分功能锻炼均在家中进行，所以出院时，医生会为病人制订较为详细、完整的康复指导。为病人建立康复档案，定期复诊，检查并记录膝关节功能恢复的情况，介绍下一步训练的内容和方法，约定联系方式，定期随访，及时给予指导和帮助。病人出院后，应严格按照医嘱继续进行功能锻炼，平时注意关节保暖，夜间膝下可以垫 1 软枕，抬高患肢。如出现关节肿胀和小腿疼痛，可能是运动过度的表现，应加以注意，必要时来院就诊。3～4周时，逐渐进行膝关节正常范围内活动度的训练，同时加强患肢直腿抬高训练及股四头肌抗阻等长收缩锻炼，使患肢逐渐恢复正常活动，可以弃拐行走。5～8 周，进行全面功能训练，进一步加强肌力训练，渐进抗阻练习和最大抗阻练习股四头肌的力量，同时进行终末伸膝练习、半蹲练习、股四头肌牵拉练习等，患肢全面恢复正常活动，但仍不能跑步，此阶段以逐渐达到和继续保持正常关节活动度为目的，并恢复膝周肌肉运动协调性，逐渐提高肌力。3～6 个月，训练患肢负重、平衡及协调功能，恢复正常行走和体育运动。

8. 怎么应用穴位按摩和针灸改善骨关节炎术后症状？

（1）针灸按摩疗法：对于膝关节各类病痛有较好的疗效。针灸按摩可加强膝关节的血液循环，促进局部水肿的吸收，并且能松解粘连，滑利关节。图 4－14 中的穴位可以帮助改善骨关节炎术后症状。每个穴位可以分别按揉 30 次，以有轻微的酸胀感为宜。

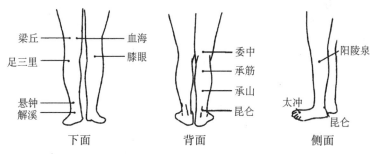

图4-14　针灸疗法的穴位选取

（2）针灸（拔罐）治疗：针灸对膝关节炎治疗效果较好。根据研究,针灸有消炎止痛、退肿、促进血液循环等作用,通过改变患处血流量和血流速度,把一些致病炎性因子带走,以达到改善症状的目的。针刺常用的穴位有：阳陵泉、阴陵泉、犊鼻穴、足三里、梁丘、血海、委中、承山等。可以用电针,也可加艾灸,或加拔罐法。据研究,以电针和温灸效果最好,一般能在数次治疗后缓解症状。

9. 为什么关节镜术后的康复和定期随诊很重要?

关节镜术后,一般建议病人2～4周常规来复诊。一旦出现功能受限,及时接受专业的康复治疗。最好不要错过术后3个月的"黄金期";至少在术后6个月前来治疗,否则回天乏力。

关节镜术后功能锻炼从术后当日开始,通常在术后4周时门诊复诊。很遗憾,这个最佳时间病人基本在家度过了。由于缺乏专业的指导,加之中国传统文化的影响："伤筋动骨一百天",多数病人采取静养、基本不动的做法。这样经过4周,当复诊的时候,肢体关节会出现不同程度的活动度丢失、关节粘连,因此,这个阶段随诊有利于纠正病人错误的康复方式。

10. 为什么说关节镜术后3个月是术后康复的"黄金期"?

通常术后3个月要求每月定期复诊,这段时间是术后康复的"黄金期",一方面,损伤组织初步愈合;另一方面,此时的康复疗效很显著。再次令人遗憾的是,大多数病人因为缺乏这方面的常识,依然得不到康复的专业治疗。这个阶段出现的关节僵硬及肌无力依旧容易纠正。

术后3个月到术后半年为康复的"晚期",晚期不代表无计可施,此期进行康复治疗依然有效,只是疗效大打折扣,要花费更多的时间和精力去跟关节粘连、僵硬作斗争,治疗的手段也要比之前复杂很多,需要依靠更多专业人士的手法治疗来做最后的努力。经过3个月密集、高强度的康复治疗,还是有机会最大可能地挽救已经丧失的关节功能。

如果术后半年病人才来寻求康复治疗,通常需要接受微创或开放式的松解手术,再次术后再接受康复治疗。因为此时的关节挛缩已经定型,保守治疗几乎收效甚微,再花费更多的时间和精力不值得,直接手术松解更有效。当然,术后更需要及时进行康复训练,否则可能出现术后功能比术前还差的情况。

(吴俊国)

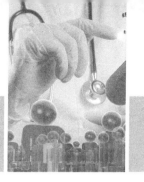

第五章
上肢骨折

上肢多发骨折主要以老年女性为主,最常见的是摔伤。多由间接暴力引起,好发于中 1/3 处,患肢出现疼痛、肿胀、淤斑、功能障碍、畸形等情况。上肢骨折的治疗须根据骨折的类型、病人年龄及自身要求,采取合适的治疗方法。大多数上肢骨折可采用保守治疗,但对于合并神经血管损伤、闭合复位失败、开放性骨折、外形要求较高的病人需考虑手术治疗。

但骨折手术成功并不代表治疗的结束。上肢骨折后,功能康复对恢复上肢关节的活动范围,手部动作的灵活性和协调性,增强肌力,从而恢复日常生活活动能力与工作能力尤为重要。所谓"七分靠医,三分靠养",此处的"养"可理解为术后的营养摄入、肢体的功能康复、锻炼等。但术后的康复、锻炼很多人不重视。在医院完成了开放复位内固定术,或复位、外固定术后,病情稳定,病人一般 4～7 天就可出院,感觉很好。尽管出院时,医生反复告知复查和锻炼事宜,但有些病人按照自己的想象或其他病人的所谓"经验"进行锻炼康复。由于方法不正确,很多病人遗留了很多并发症。常见的问题是:关节僵硬,不能活动,其中肘关节僵直于伸直位时,不能梳头、不能吃饭,后果严重。

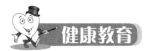

一、饮食指导

1. 上肢骨折病人怎样进行饮食调养?

一般忌食生冷、辛辣、过酸之品,根据不同时期选用食物,新鲜牛奶、鸡蛋、豆腐、苹果、蔬菜等含有丰富钙质、蛋白质的食品,其性纯和,可在治疗的整个过程中食用。

2. 不同时期的上肢骨折怎样调整饮食?

(1)骨折早期(骨折后1~2周):饮食原则上以清淡为主,如蔬菜、蛋类、豆制品、水果、鱼汤、瘦肉等;忌食酸辣、燥热、油腻,尤不可过早施以滋补之品,如骨头汤、肥鸡、炖水鱼等,否则淤血积滞,难以消散,必致拖延病程,使骨痂生成迟缓,影响日后关节功能的恢复。在此阶段,食疗饮食宜活血化瘀、清淡易消化,如田七瘦肉汤、鱼片汤、金针木耳汤,多吃新鲜蔬菜、水果。对于有热象的人宜进食凉血清热的食物,如莲藕汤、马蹄水、苦瓜排骨汤。

(2)骨折中期(骨折后3~4周):饮食上由清淡转为适当的高营养补充,以满足骨痂生长的需要,可在初期的食谱上加以骨头汤、动物肝脏、田七煲鸡之类,以补给更多的维生素A、维生素D、钙及蛋白质。食疗饮食宜补气和血、接骨续筋之品,如猪脚筋汤、北芪乌鸡汤、桂圆红枣鹌鹑汤等。

(3)骨折后期(骨折4周以上):饮食可以解除禁忌,宜食用补益肝肾、强壮筋骨之品,如杜仲、兔肉、枸杞子煲乌鸡、鹿筋花生汤、杜仲牛膝猪骨汤、冬虫草炖瘦肉等。

3. 上肢骨折后多吃肉骨头对骨折预后有帮助吗?

有些人认为,骨折后多吃肉骨头,可使骨折早期愈合。其实不然。现代医学经过多次实践证明,骨折病人多吃肉骨头,非但不能早期愈合,反而会使骨折愈合时间推迟。究其原因,是因为受损伤后骨的再生,主要是依靠骨膜、骨髓的作用,而骨膜、骨髓只有在增加骨胶原的条件下,才能更好地发挥作用,而肉骨头的成分主要是磷和钙。若骨折后大量摄入,就会促使骨质内无机质成分增高,导致骨质内有机质的比例失调,会对骨折的早期愈合产生阻碍作用。但新鲜的肉骨头汤味道鲜美,有刺激食欲作用,少吃无妨。

4. 为什么上肢骨折病人忌盲目补充钙质？

钙是构成骨骼的重要原料,有人以为骨折以后多补充钙质能加速断骨的愈合。但科学研究发现,增加钙的摄入量并不能加速断骨的愈合,而对于长期卧床的骨折病人,还有引起血钙增高的潜在危险,且同时伴有血磷降低。这是由于长期卧床,一方面抑制对钙的吸收、利用,一方面肾小管对钙的重吸收增加的结果。所以,对于骨折病人来说,身体中并不缺乏钙质,只要根据病情和按医生嘱咐,加强功能锻炼和尽早活动,就能促进骨对钙的吸收利用,加速断骨的愈合。尤其对于骨折后卧床期间的病人,盲目地补充钙质,并无裨益,还可能有害。

5. 上肢骨折病人为什么忌偏食？

骨折病人常伴有局部水肿、充血、出血、肌肉组织损伤等情况,机体本身有抵抗、修复能力,而机体修复组织,长骨生肌,骨痂形成,化瘀消肿的原料就是靠各种营养素,由此可知,保证骨折顺利愈合的关键就是营养。

6. 为什么骨折病人要吃易消化的食物？

骨折病人因固定石膏或夹板而活动限制,加上伤处肿痛,精神忧虑,往往食欲不振,时有便秘。所以,食物既要营养丰富,又要容易消化及通便,忌食山芋、芋艿、糯米等易胀气或不消化食物,宜多吃水果和蔬菜。

7. 高龄手术者要适当补钾吗?

高龄病人手术后多食欲缺乏,导致体内低钾,严重低钾时可引起腹胀和心血管疾病,应当适当补充含钾多的食物。海藻类食品一般含钾较多,如紫菜、海带等;此外,菠菜、香菜、油菜、甘蓝、芹菜、大葱、青蒜、莴笋、土豆、山药、毛豆和大豆及其制品也含钾较高;粮食以荞麦面、红薯含钾量较高;水果以香蕉含钾量丰富;茶叶中含钾丰富,多喝淡茶既可补充水分,又可补钾,一举两得。

8. 骨折病人为什么需要补充锌、铁、锰等微量元素?

骨折病人的饮食护理主要应注意适当的补充锌、铁、锰等微量元素。这些微量元素对骨折的恢复有很好的辅助作用,是合成骨胶原、肌红蛋白的主要原料,因此,要注意适量摄取。动物肝脏、海产品、黄豆、葵花子、蘑菇中含锌较多;动物肝脏、鸡蛋、豆类、绿叶蔬菜、小麦、面包中含铁较多;麦片、芥菜、蛋黄、乳酪中含锰较多,骨折病人注意多吃一些此类食物。

9. 怎么补充富含骨胶原的食物?

多吃富含骨胶原蛋白的食物有利于骨骼生长和刀口愈合,如鸡爪、猪蹄、猪耳、蹄筋、海参等。使用时可将食物煮烂,冷却后,去除上层的油脂与杂质,食用凝固后的凝胶冻。鱼肝油含有大量骨胶原,最好在睡前服用。胶原蛋白是由维生素C、钙和蛋白质合成的,补充足够的原料,自己制造的胶原蛋白是最好的。大豆和芝麻中含有丰富的钙,新鲜的蔬菜、水果中含有丰富的维生素C,大豆中还含有丰富的蛋白质,大豆和芝麻搭配做豆浆是很好的选择。建议同时多吃些种子类的食物,如芝麻、葵花籽、花生等。多吃鱼和酸奶有助于加愈合,膳食平衡,多晒太阳。

二、运动指导

1. 骨折固定后为什么要进行功能锻炼？

骨折治疗的原则是："复位、固定、功能锻炼"。有人用"三分治疗，七分锻炼"来形容功能锻炼。创伤骨科治疗工作的最终目的是使受伤部位最大可能，尽快地恢复正常功能。要想尽快达到这一目的，就必须在医务人员指导下进行科学的、多种形式的功能锻炼。

功能锻炼可以促进消肿，防止关节粘连和僵硬，促进骨折愈合，促进血液循环，预防血栓形成，减少并发症。

2. 上肢术后的锻炼主要包括哪些方面？有什么好处？

上肢术后的锻炼主要包括两方面：①肌肉的收缩锻炼；②关节的伸、屈功能锻炼。术后早期（1周以内），由于伤口疼痛、关节的活动困难，此时，病人应加强上肢肌肉组织在不活动关节情况下的收缩锻炼。这种收缩锻炼可防止肌肉组织失用性萎缩，促进肌肉组织血液循环，预防水肿形成和促进水肿的消退，防止血栓形成。可以做患手的用力伸开和握拳动作，儿童可以买软的小球来练习握拳。中、后期（术后1周以后），除了固定的关节或医生交代不能活动的关节，应开始进行所有能活动关节的伸屈锻炼，这种肌肉收缩带动的关节的活动使肌肉组织的活动效率大大提高，促进血液循环和预防水肿的效果更强。肌肉收缩锻炼的频率保持每次10～20分钟，每天活动的次数不限，以不疲劳为主。

3. 怎样正确进行关节功能锻炼？

术后早期（1周以内），在口服止痛药物或有康复科医生指导的情况下，经手术医生同意，应尽量早期进行未手术固定关节的伸屈功能锻炼。如肱骨干骨折，术后应尽早进行肩关节和肘关节的伸屈功能锻炼；对于距离手术较远部位的关节，如腕关节和手部的小关节,术后麻醉失效后即可立即进行活动。术后 1 周后,骨折临近部位的关节应尽量开始进行伸屈功能锻炼。

关节伸屈活动时,每次活动应伸、屈到自己能做到的最大范围,而不是在很小的范围内反复、多次的活动,这种小范围内反复的活动是没有意义的。每次活动锻炼均应该使活动范围有所增加。每天锻炼的频率为每次 20～30 分钟,每天 3～6 次。

4. 肩部骨折功能锻炼有哪些注意事项?

肩部部临床常见的骨折有:肱骨大结节骨折、肱骨外科颈骨折、肩胛骨骨折、锁髓肩峰端骨折等。单纯的肱骨大结节骨折一般可见于肩关节脱位后,只要肩关节复位,大结节骨折基本上能自行复位。这类骨折一般 3 周内禁止做肩外展运动,也禁止强力的被动牵拉活动。在骨折复位后即可鼓励病人做手和指的活动。1 周后,可逐步开始肩关节的屈伸活动。2 周后,逐步做除肩关节外展的各方向的活动。3 周后,逐步做被动外展到主动外展的锻炼,但最好在医生指导下进行。肱骨外科颈骨折是肩部的骨折,其中肱骨头粉碎也是关节内骨折,所以只要骨折临床愈合,尽可能早的关节活动是可取的。病人骨折一旦复位固定后即可做握拳等活动锻炼,3 天后可做上肢肌肉舒缩、腕关节的活动锻炼,以后逐步加大锻炼强度。3 周后,在医师指导下可做肩关节的被动活动,并逐步做肩关节活动锻炼。

三、 用药指导

1. 手术出院后促进骨折愈合的用药有哪些?

某些部位的骨折或者严重粉碎骨折的病人,尤其是胫腓骨中下段骨折、尺骨上段骨折、腕舟骨骨折等容易骨不连的病人,骨折的延迟愈合或骨不连常使病人无法早期进行功能锻炼,造成关节及肌肉的病废,或者内植物的疲劳断裂,该类病人可以选用促进骨痂生长的药物治疗,而对于儿童非病理性骨折,治疗后不需要使用促进骨痂生长药物治疗。临床常用的药物有:骨肽注射液等,还有乐力等补充钙质的药物等。

2. 神经营养用药有哪些?

神经营养药的应用主要用于外周神经损伤病人,如神经损伤、桡神经损伤、正中神经损伤等临床相当常见。手术修复或减压术后,除了早期脱水、激素等药物治疗,常常会使用弥可保、神经节苷脂、B族维生素、胞二磷酸胆酯、依达拉奉注射液等药物治疗。

四、护理指导

1. 手术后怎样减轻疼痛,增加舒适度?

麻醉作用消失后,病人即可感觉切口及手术部位疼痛,一般24~72小时后会逐渐减轻。手术后外固定包扎过紧也可引起患肢肿胀和疼痛。疼痛会影响病人的休息和睡眠。因此,病人及家属可以采取松弛疗法、分散注意力等缓解病人的紧张情绪。如果使用镇痛剂或止痛泵要注意观察用药后效果。保持患肢功能位,抬高患肢 15°~30°,促进静脉回流,减轻肿胀。减少或消除引起疼痛的原因,如石膏包扎过紧时,可做石膏开窗或剖开,解除石膏绷带对患部的压迫。

2. 怎样促进伤口愈合?

首先,保持伤口敷料的清洁干燥,观察切口有无渗血、渗液,及时更换敷料。如发现切口部位有发红、肿胀、热感、疼痛等感染症状,应及时通知医生。其次,保持引流管的通畅,防止受压、扭曲。

3. 锁骨骨折术后怎样摆放体位?

局部固定后,病人宜睡硬板床,取半卧位或平卧位,避免侧卧位,以防外固定松动。平卧时不用枕头,可在两肩胛肩垫上 1 个窄枕,使两肩外展;在患侧胸壁侧方垫枕,以免悬吊的患肢肘部及上臂下坠。日间活动不要过多,尽量卧床休息,离床活动要用三角巾或前臂吊带吊于胸前,双手叉腰,保持挺胸、提肩姿势,可缓解对腋下神经、血管的压迫。

4. 如果桡神经损伤,怎样做好皮肤护理?

桡神经损伤后,引起支配区域皮肤营养改变,使皮肤萎缩干燥,弹性下降,容易受伤,而且损伤后伤口易形成溃疡。可每日用温毛巾擦洗患肢,保持清洁,促进血液循环;定时变换体位,避免皮肤受压引起压疮;禁用热水袋,防止烫伤。

5. 采用石膏固定的上肢骨折病人要注意观察什么?

夹板或石膏固定者,观察伤口及患肢的血运情况,如出现患肢青紫、肿胀、剧痛等,应立即到医院就诊;伴有桡神经损伤的病人,应观察患肢感觉和运动功能恢复情况;如骨折后远端皮肤苍白、皮温低,且摸不到动脉搏动,在排除夹板、石膏固定过紧的因素后,应考虑有肱动脉损伤的可能;如前臂肿胀严重,皮肤发绀、湿冷,则可能有肱静脉损伤。出现上述情况均应及时到医院就诊。

6. 石膏固定护理要点是什么?

(1) 防止石膏变形:石膏完全干燥固定的时间约为 24 小时。在石膏未定型前,移动病人时要注意保护。石膏下面不能直接垫坚硬的东西,不要抓捏。为使水分蒸发,促进干固,也不宜用衣、被捂盖。

(2) 病人做过石膏或夹板固定以后,要注意观察受伤肢体的末梢循环:看手指或脚趾有无发紫,询问病人有无肢端麻木。用指尖轻轻按压病人指(趾)甲,如放松后很快充血红润,说明末梢循环良好,否则应警惕。试着扳动伤肢的手指或脚趾,看有无剧痛的感觉。如出现这些症状或发现皮肤起水泡、感觉减退,可立即告知医生解除石膏、夹板,以防肢体坏死的严重后果。如有伤口,伤后三四天疼痛不见减轻,反而加重,并伴有发热,很可能是感染。应及时通知医生处理。

（3）石膏、夹板固定时间较长，病人会感到发痒不适，尤其是夏天更为明显。切记不宜用筷子等硬物插入其中搔抓，以免损伤皮肤，引起溃烂感染。拆除石膏重新固定时，也不宜乘机擦洗，否则再次固定后里面更加发痒难忍。

7. 病人感到术后疼痛怎么办?

向病人说明术后疼痛的规律，指导病人通过听音乐、看报纸、聊天等方法缓解疼痛。指导家属给予伤口周围及肘、腕关节按摩，缓解肌紧张。如疼痛剧烈，可遵医嘱服用止痛药物。

8. 桡骨骨折后石膏固定治疗要注意些什么?

病人 2 周内不能做腕背伸和桡偏活动，防止复位后再移位。2 周后进行腕关节活动，逐渐增加前臂旋转活动。病人自固定之日起 2～3 周进行复查，更换石膏托；再过 2～3 周经门诊复诊，经医生允许后方可拆除石膏。

9. 为何要及时到医院进行随访?

无论病人自己在家自行锻炼效果怎么，毕竟不是专业人士，无法保证锻炼的安全性和有效性；有些病人还有可能因为种种原因而发生各种不良并发症，严重的可能会危及病人的肢体功能，甚至生命。因此，术后按照医嘱及时到医院复查，在医生的指导下进行安全的锻炼、及时发现不良反应或并发症，尽早进行及时处理非常重要，不可忽视。

10. 手术后的拆线时间和复查时间在什么时候?

四肢刀口 14 天拆线，腰、背部刀口 12 天左右拆线，儿童刀口 10 天左右拆线。石膏固定时间多数在 4～6 周（具体时间请咨询医生），出院后复查时间一般是每 2 周 1 次，至少每月 1 次来医院复查 X 线片，了解骨折愈后情况，以便及早发现异常。出院后的肢体功能锻炼时机和方法，以及什么时候肢体可以承重活动都需要咨询医生，免得擅自过早活动造成再次骨折或固定钢板断裂，增加痛苦。

11. **肱骨骨折为何易损伤神经?**

肱骨骨折容易损伤桡神经,表现为:不能抬手腕,不能翘大拇指,不能把手完全伸直,手背虎口区感觉麻木。据统计,肱骨干骨折的病人中,桡神经受累的占5%～10%。这与桡神经的解剖路径有关,桡神经紧贴肱骨干后方的桡神经沟走行,如果遇到较大的暴力,骨折移位较多或搬运过程中缺乏有效的固定措施,均可以造成神经损伤。

12. **什么是关节粘连? 关节粘连一般发生在什么时候?**

关节粘连是指关节僵直不能活动,关节活动度明显受限。关节粘连一般发生在骨折术后功能锻炼太晚,甚至未进行功能锻炼,如肘关节术后6周不进行功能锻炼容易发生粘连。根据医师和康复师的意见,早期进行全程、适当及正确的功能锻炼可以预防关节粘连。

13. **对已经形成的关节粘连、僵硬怎样治疗? 康复锻炼可以"练开"吗? 关节粘连无痛康复可能吗?**

关节粘连后,通过合理的康复锻炼有可能恢复部分关节活动度,康复难度较大且会伴随一定的疼痛。若康复锻炼无法解决关节粘连,需择期进行关节粘连松解术,术后进行正确的功能锻炼。

14. **什么是骨不连? 康复训练过度或过早是否会导致骨不连?**

骨折治疗后,超过一般的愈合所需时间(一般为3～6个月),骨折断端仍未出现骨折连接,称为骨折延迟愈合;若再经过延长治疗时间(一般为术后9个月),仍达不到骨性愈合,称为骨不连。康复训练过度和过早都有可能制约骨折的愈合,康复过程需要采用适当的力度,过大可能不利于骨折断端生长,力度太小可能无法合理完成康复训练。

15. **骨折后,患肢肿胀是不是手术没做好? 出现肿胀,是不是就不能做康复训练?**

术后患肢肿胀与手术没有必然联系,主要取决于受伤的部位和情况。出现肿胀也可以进行康复训练,促进肿胀吸收。

16. 康复训练时,疼了是不是就不能再继续了？出现疼痛时怎么办？

康复训练时,鼓励病人在无痛中进行,但无痛并不是丝毫感觉不到疼痛,而是病人能接受范围内的疼痛。若康复训练时出现明显疼痛,可以原位暂停一段时间后,再缓慢进行康复锻炼。

17. 锻炼关节时,伸直和弯曲连续练习吗？还是先练习伸直或弯曲？要弯曲和伸直到什么程度？

康复时,关节的屈伸活动都必须锻炼,以健侧为对照,尽量保持和健侧相同的活动度。

18. 康复动作无法做到位该怎么办？

遵循康复师的意见,缓慢、逐步进行锻炼,尽量完成全程康复活动。

19. 是不是练得多,康复得就快呢？

康复训练不是一味追求锻炼的次数,而应该采用全程、连续、适量的康复方式方可有助于康复,错误的、不完整的过多训练反而不利于功能恢复。

20. 康复训练后是否要冰敷？冰敷多久为宜？

康复训练后需要冰敷,一般以 20 分钟为宜。

21. 通过康复锻炼,一般能恢复到什么程度？

康复锻炼能恢复的程度首先取决于受伤的严重程度和随后的治疗效果,还受限于康复水平,其目的是使其能力达到尽可能高的水平。

22. 术后病人一只胳膊粗、一只胳膊细,这是怎么回事？能恢复吗？

这是由于患肢长期固定不使用引起的失用性肌萎缩。一般通过正确的方法锻炼,能够尽可能地恢复到原来的水平。

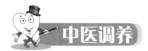

1. 上肢骨折怎样进行中医饮食调养?

(1) 外伤早期:因伤肢疼痛,胃纳差,口渴欲饮,大便燥结,饮食以营养易消化的食物为主,补脾和胃,祛淤,可用土鸡 150 g,三七 10 g,生姜 3 片,水 300 ml 煲汤,饮汤食肉。忌食酸辣、燥热、油腻,尤不可过早施以滋补之品,如骨头汤、肥鸡、炖水鱼等,否则淤血积滞,难以消散,使骨痂生成迟缓,影响日后关节功能的恢复。

(2) 中后期:筋骨酸软疼痛或骨折愈合延缓,饮食上由清淡转为适当的高营养补充,用杜仲、党参煲猪腰以益气健脾,固肾通络。杜仲 30 g,党参 20 g,猪腰 1 只,加生姜、葱适量、酱油调味,水 500 ml 煲汤,饮汤食肉。用牛膝、猪蹄肉、火腿蒸鹿肉以固肾强筋。

2. 上肢骨折的中医治疗原则是什么?

初期宜活血祛淤、消肿止痛,可内服活血止痛汤,外敷消瘀止痛膏或双柏散;中期宜接骨续筋,内服新伤续断汤、续骨活血汤等,外敷接骨续筋药膏;后期着重养气血、补肝肾、壮筋骨,内服六味地黄丸,外贴坚骨壮筋膏。儿童病人骨折愈合迅速,一般不需用药。

3. 上肢骨折的中医辨证治疗是什么?

上肢骨折按骨伤科 3 期辨证治疗,伤后 2 周以内属损伤早期,血脉受伤,恶血留滞,塞于经道,淤血不去则新血不生。伤后 2～6 周属中期,局部肿胀基本消退,疼痛逐渐消失,"淤肿虽消未尽,筋骨虽连而未坚"。伤后 7 周以上属晚期,多出现正气虚损。骨折早期宜活血化瘀、消肿止痛;骨折中期宜舒筋活血、强壮筋骨;骨折晚期宜补肝肾、舒筋活络。

4. 骨折后,怎么对病人进行情志调护?

骨折后,病人常有紧张、焦虑、悲观、痛苦等多种情志变化,从而引起人体的阴阳失调,气血失和,导致病情加重,并引起并发症。家属应根据不同的骨折,对病人进行观察和分析,耐心做出合适的解释,如告知此病通过精心治疗和病人本人的积极配合是完全可以治愈的,从而解除病人心理上的负担。必要时,通过介绍同种疾病治疗痊愈出院的病例,以此树立其战胜疾病的信心,使其情志舒畅地接受治疗。

5. 上肢骨折的临证怎么正确使用中药?

遵医嘱用药,中药汤剂 2 次间隔时间为 4～6 小时,宜饭后温服,应与服用西药的时间间隔 30 分钟。丸剂用温开水服用。外敷药应观察有无过敏反应。伤科外敷散宜温热湿敷。

6. 上肢骨折出院后,生活起居要注意哪些问题?

要注意保持环境安静,空气流通,避免穿堂风。避风寒、慎起居、适劳逸,注意四时天气变化,及时增减衣物。肱骨外科颈骨折病人在仰卧时,头部稍抬高,患肢垫高与躯干平行,避免肩关节前屈或后伸。帮助病人坐起时,应托扶背部及健侧肩部,以免引起患侧疼痛。锁骨骨折 3 个月内严禁患肢提拉重物。

7. 骨折早期常用的活血化瘀、消肿止痛类膳食有哪些?

(1) 田七煲田鸡瘦肉汤:

主料:田七 12 g、田鸡 4 只、瘦肉 150 g。

辅料:盐适量。

功能:活血化瘀,消肿止痛。田七,味甘微苦,具祛瘀止血,消肿止痛功效。既能止血又能活血散瘀,故止血而无留瘀之弊,瘀去则肿消痛止。

用法:每天温服 1 次。

(2) 田七当归肉鸽汤:

主料:田七 10 g、当归 10 g、肉鸽 1 只,共炖熟烂。

用法:喝汤吃肉,每天 1 次,连用 7～10 天。

8. 骨折中期怎样进行膳食护理?

骨折中期是指伤后 3～6 周。饮食以和营止痛、接骨续筋、舒筋活络为原则。

(1) 和营止痛汤:桃仁 10 g、川芎 10 g、归尾 10 g,煲猪排骨。具有调和营血,理血止痛,去瘀生新的功效。适用于骨折中期仍有瘀血、气滞、肿痛未尽者。

(2) 续骨活血汤:归尾 12 g、骨碎补 12 g、续断 12 g,煲猪排骨(猪尾)。具有去瘀生新,接骨续筋的功效。适用于骨折中期骨位已正,筋已理顺,筋骨已有连接但未坚实,尚有瘀血未去者。

(3) 常用舒筋活血汤:如上肢骨折时,可用川芎、宽筋藤、归尾煲猪排骨(可加猪脚筋或鹿筋)。

9. 骨折中期常用的膳食方有哪些?

食疗应以和法为基础,在活血化瘀的同时加大接骨续筋或补益气血之力,促进骨折早期愈合,多用猪腰、猪脊骨、猪脚筋、鸡、枸杞、牛大力、山药、粟子、核桃、芝麻等品。常用食疗如下:

(1) 山楂粥:

主料:山楂 20～30 g,粳米 100 g,红糖适量。

功能:活血化瘀,消食健脾。主治腰椎压缩性骨折早、中期,症见腰腹部疼痛、腹胀,不思饮食,大便不通。腰椎压缩性骨折的病人,因外力所致血瘀气滞,肠蠕动减弱,加之需要卧床治疗,久卧又可影响脾胃的运化,故常出现腹胀,不思饮食的症状。山楂有促进消化和散淤之功效,粳米又能养胃气,壮筋骨。故本方尤宜于骨折需长期卧床,消化功能低下的病人。

(2) 猪蹄苡米汤:

主料:猪蹄 1 只,苡米 50 g。

功能:健脾利湿,强筋壮骨,通络除痹。使用于骨折损伤后兼风湿、关节屈伸不利、血气未畅引起的酸痛等。苡米可健脾,利水渗湿,祛风湿而止痹痛,利关节而解拘急。

用法：早、晚各服用 1 次。

10. 骨折后期的膳食有哪些?

骨折后期是指伤后 6～10 周。饮食以补气养血法、健脾益胃、补益肝肾、温经通络为原则。常用的膳食方如下。

（1）牛膝杜仲猪腰汤：牛膝 15 g、杜仲 30 g、猪腰 1 个，煲汤。

（2）千斤拔鸡脚汤：千斤拔 100 g、鸡脚 8 只、花生 100 g，煲汤。

（3）鸡脚蹄筋汤：芡实 60 g、鸡脚 10 只、淮山 60 g、猪蹄筋 60 g、蜜枣 5 个，煲汤。

（4）杞炖猪脚鹿筋汤：淮山 60 g、杞子 15 g、鹿筋 30 g、猪脚 1 只，煲汤。

（5）爪排骨汤：栗子 250 g、鸡脚 10 只、排骨 250 g、陈皮 1 片，煲汤。

（6）山药杜仲粥：鲜山药 50 g，杜仲、续断各 15 g，粳米 50 g，红糖少许。先煎杜仲、续断，去渣取汁，后入粳米及捣碎的山药，共煮为粥。

（夏怀华）

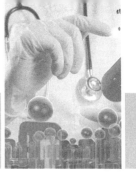

第六章
脆性骨折

　　脆性骨折是指无外伤或轻微外伤情况下引起的骨折。所谓轻微外伤，一般指在平地或身体重心高度跌倒所引起损伤。

　　脆性骨折多发生在老年人，是骨质疏松症的最严重后果，所以又称骨质疏松性骨折。脆性骨折的危害流行病学研究显示，大于50岁人群中，女性的骨质疏松发病率为30％，男性为20％；45岁以上骨折病人中，75％的骨折与骨质疏松症有关。脆性骨折主要发生于胸椎、腰椎、髋部及前臂。

　　发生椎体压缩性骨折，不仅影响身高，而且还会腰痛，但有的人自己都不知道，以为是人老了就"缩"了。髋部骨折后果最为严重，1年内有20％的病人因并发症死亡，30％有永久残疾，40％的病人不能独立行走，80％的病人至少有1项日常活动不能独立完成。

　　中老年人最易发生骨折的部位是腕关节、髋关节和脊柱。腕关节损伤一般可以非手术治疗。髋关节部位骨折一般可以通过手术达到早日离床活动的目的。脊柱骨折现在已经有了不用手术就可以达到迅速康复的新技术，可以通过注射使骨折复位，加固脊柱，治疗后，一般第2天即可下地活动，恢复正常生活。而医院治疗阶段结束后，出院后的康复治疗尤为重要，这将是达成病人最终痊愈状态的重要过程。

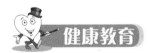

一、饮食指导

1. 骨质疏松需要补钙吗? 怎么进行补钙?

作为一名骨质疏松病人应加强钙的摄入。补钙是预防骨质疏松症的重要方法。骨质疏松病人应该在日常生活中多食用含钙量高的食物,如牛奶、羊奶、豆类、芝麻等。当然,补钙不是越多越好,一定要控制好补钙的量。

维生素 D 能够促进人体对钙的吸收与利用。在日常的食物里,含维生素 D 丰富的食物主要有海鱼、瘦肉等,中老年人要多食用这类食物以预防和缓解骨质疏松症。此外,多晒太阳也有利于促进人体对钙的吸收。

2. 骨质疏松病人应多补充哪些维生素和微量元素?

很多人不知道补充维生素 K 对治疗骨质疏松有一定功效。在平常吃的绿叶蔬菜中,如菠菜、甘蓝、莴笋、荠菜等,都富含维生素 K。另外,骨质疏松病人需要加强对磷、铁、铜、锌等矿物质的摄入,保证每天从食物中摄入适量的磷。要预防骨质疏松症,中老年人还要补充锌等元素。

3. 骨质疏松症病人在日常的饮食上需要注意什么?

吃盐过多也会增加钙的流失,会使骨质疏松症状加重,所以生活中不能吃得过咸。也不能多吃糖。多吃糖能影响钙的吸收,间接地导致骨质疏松症。摄入蛋白质要适量,但不能多,过多也会造成钙的流失。

咖啡和浓茶不能长期饮用。茶叶内的咖啡因可明显遏制钙在消化道中的吸收和促进尿钙排泄,造成骨钙流失,日久诱发骨质疏松。

此外,不宜用各种利尿药、抗癫痫药、甲状腺旁素、可的松一类药物。这些药物可直接或间接影响维生素 D 的活化,加快钙盐的排泄,妨碍钙盐在骨内沉淀。因此,骨质疏松症病人必须严格禁止使用上述药物。如因别的疾病需要服用,也必须在医师的指导下用药。

二、运动指导

1. 长期规律的体育锻炼对防治骨质疏松症有什么益处?

目前研究已经证明,运动产生的肌肉张力和机械应力作用于骨骼,可以刺激成骨细胞生成,促进骨形成和重建,以维持骨量或增加骨密度,并使骨的弹性增加,抗弯曲、抗挤压和抗扭转的能力增强。运动还能够调节内分泌,增加睾酮和雌激素的分泌,增强钙吸收,促进骨形成。

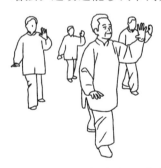

通过长期规律的体育锻炼可以增加生长发育期的峰值骨量,减缓由老龄化引起的骨量丢失,增强肌肉力量和平衡能力,从而达到治疗骨质疏松性,降低骨折风险的作用。因此,体育锻炼在防治骨质疏松症中有重要作用。

2. 国际上防治骨质疏松症主要方案有哪些?

根据《ACSM 运动测试与运动处方指南》,目前国际上防治骨质疏松症主要 2 种方案。

(1)方案 1(骨质疏松症的病人):

1)频率:每周 3～5 天的承重有氧运动和每周 2～3 天的抗阻训练。

2）强度：尽管一些病人能耐受更大强度的运动，一般采用中等强度（40%～60%最大摄氧量或储备心率）侧承重有氧运动，中等强度（60%～80%最大力量、8～12次重复的抗阻练习）抗阻运动。

3）时间：每天进行30～60分钟承重有氧运动和抗阻运动结合的运动。

4）类型：承重有氧运动（登楼梯、步行和其他可耐受的方式）、抗阻训练。

（2）方案2（有1个以上骨质疏松危险因素的个体）：

1）频率：每周3～5天的承重有氧运动和每周2～3天的抗阻训练。

2）强度：根据骨骼的承受力，从中等（60%～80%最大力量、8～12次重复的抗阻练习）增加到大强度（80%～90%最大力量、5～6次重复的抗阻训练）。

3）时间：每天30～60分钟结合承重有氧运动和抗阻活动。

4）类型：承重有氧运动（网球、爬楼梯、步行和间歇性慢跑），包含跳跃性运动（排球、篮球）、抗阻运动。

3. 骨质疏松症病人进行运动锻炼时有哪些注意事项

（1）科学锻炼，循序渐进。体育锻炼是一把双刃剑，骨质疏松病人一定要注意运动量和强度的增加。要循序渐进，避免过度运动，否则反而会增加骨折风险。随着运动能力的增强和骨质疏松的改善，有氧运动形式可逐步过渡到慢跑、跳舞等强度稍高的运动。力量训练也可以采用更多的练习方式，锻炼不同部位的肌肉和骨骼。

（2）持之以恒。即使对骨骼生长速度极快的年轻人来说，重建健康的骨骼也需要3～4个月；对于骨质疏松病人或者老年人来说，这个过程就更长。所以，不要期望短期锻炼后骨密度会有明显改善，骨骼的变化是缓慢的，但它确实在改变。

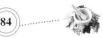
（3）避免憋气。抗阻练习负荷不宜过大，中等即可，避免出现憋气现象。因为老年人的心血管功能较差，憋气可能引起血压升高，导致不必要的心血管意外。

（4）不测最大力量。不要根据最大力量确定抗阻训练负荷。因为骨质疏松病人的骨质承受力较常人小，测最大力量可能导致骨折。所以，正确的方法是从低重量开始，采用逐步递增的方法确定病人做 8～12 次的抗阻负荷。

（5）谨慎选择运动形式。骨质疏松症病人应避免下列运动：①冲击性过强的运动，如跳跃、高强度跑步。这类运动会增加脊柱和下肢末端的压力，使脆弱的骨骼发生骨折。②需要前后大幅弯腰的运动，如仰卧起坐、划船等。这类运动有可能造成脊柱压缩性骨折。③跌倒风险较高的运动，如滑雪、溜冰、登山等。

（6）充分做好准备活动。在运动前，要做好充分的准备活动，不可仓促上阵，要充分活动身体的各关节，使之灵活；按摩肩部、臂部和腿部肌肉，使之放松；旋转腰部及颈部，使之适应运动所需的幅度。

三、用药指导

1. 治疗骨质疏松症的药物作用是什么?

有效的药物治疗能阻止和治疗骨质疏松症，包括雌激素代替疗法、降钙素、选择性雌激素受体调节剂和二磷酸盐，这些药物可以阻止骨吸收，但对骨形成的作用特别小。经验治疗发现，缓释氟化钠及低剂量的甲状旁腺素能增加骨形成，可以阻止雌激素缺乏妇女的骨量丢失。前者还可以减少椎体骨折的发生率。研究证实这些药物能改善体重指数（BMI），对于性腺功能减退的骨质疏松症男性，给予睾酮治疗能维持骨量。给予钙和维生素 D 是重要的预防措施。

2. 治疗和阻止骨质疏松症发展的药物有哪几类?

用于治疗和阻止骨质疏松症发展的药物分为两大类。第1类为抑制骨吸收药,包括钙剂、维生素 D 及活性维生素 D、降钙素、二磷酸盐、雌激素和异黄酮;第2类为促进骨性成药,包括氟化物、合成类固醇、甲状旁腺激素和异黄酮。

3. 什么是激素代替疗法? 有什么不良反应吗?

激素代替疗法被认为是治疗绝经后妇女骨质疏松症的最佳选择,也是最有效的治疗方法,存在的问题是激素代替疗法可能带来其他系统的不良反应。激素代替疗法避免用于患有乳腺疾病的病人,以及不能耐受其不良反应者。对于上述病人,可选用其他药物。

激素代替疗法的药物为雌激素,可用妊马雌酮,每天 $0.3 \sim 0.625$ mg。对于未切除子宫者,建议周期使用雌激素,即每天 1 次,连用 3 周,再停用 1 周。报道指出,雌激素治疗能减少绝经后妇女心血管疾病危险性的增加,其机制可能是由于药物改善了血浆脂质浓度(高密度脂蛋白增高、胆固醇和低密度脂蛋白降低)和药物对动脉的直接作用。

如果停用雌激素,那么将在 $1 \sim 2$ 年内迅速地再次发生骨量丢失,同时丧失雌激素带来的心血管保护作用。对本药过敏、乳腺癌、诊断未明的阴道或子宫出血、活动的血栓性静脉炎、血栓形成性疾病,以及既往使用此激素引起类似症状者禁用。雌激素可减低抗凝药的作用,与巴比妥、利福平,以及其他可诱导肝微粒体酶的药物合用可降低雌激素的血清水平。雌激素还可降低肝 P450 酶的活性,与糖皮质激素联用时可因此影响糖皮质激素的作用与毒性。

部分病人服用雌激素可以出现雌激素过度刺激的症状,如不正常的或大量的子宫出血、乳房痛,部分病人还可以出现液体潴留。长期服用雌激素治疗增加了子宫内膜增生的危险性,加用黄体酮能抵消此不良反应,对于子宫已切除者则无需加用孕激素。服用雌激素的病人应定期接受包括妇科检查在内的全面体检,以及乳腺检查和 X 线摄片。出现黄疸和不能控制的高血压时应停药。手术前 2 周应停药,以免引起血管栓塞。

4. 为什么美国国立卫生院建议停止预防目的的雌激素替代治疗?

虽然激素代替疗法治疗骨质疏松的疗效确切,但 2002 年 7 月,美国的一项研究结果显示,雌激素加孕激素替代疗法预防心血管疾病弊大于利,为此,美国国立卫生院建议停止以预防目的的雌激素替代治疗。

美国国立卫生院下属的国立心肺血液研究所进行了一项命名为妇女健康倡议、采用雌激素加孕激素为预防目的的激素替代疗法的研究。到目前为止的美国妇女健康计划的研究结果显示,与安慰剂相比,雌孕激素联合疗法的转归为:脑卒中增加 41%;心脏病的发生增加 29%;静脉血栓形成率加倍;总的心血管疾病增加 22%,乳腺癌增加 26%,结肠癌减少 37%,髋关节骨折减少 1/3,总的骨折减少 24%,两组间总死亡率无差异。上述结果的危险/益处比不能满足一级预防慢性病干预的需要。美国妇女健康计划的研究的结果提示,该方法对心血管疾病和乳腺癌的实际弊端可能超过预防骨质疏松带来的益处。鉴于此,在选择雌激素加孕激素治疗骨质疏松时应慎重,必须结合病人情况权衡利弊。

5. 二磷酸盐类药物有什么作用?

二磷酸盐类是骨骼中与羟基磷灰石相结合的焦磷酸盐的人工合成类似物,能特异性抑制破骨细胞介导的骨吸收并增加骨密度,具体机制仍未完全清楚,考虑与调节破骨细胞的功能和活性有关。禁用于孕妇及计划怀孕的妇女。第 1 代命名为羟乙基膦酸钠,也称依替膦酸钠,治疗剂量有抑制骨矿化的不良反应,因此主张间歇性、周期性给药,每周期开始时连续服用羟乙基膦酸钠 2 周,每天

400 mg,然后停用 10 周,每 12 周为 1 个周期。服用羟乙基膦酸钠时,需同时服用钙剂,如能坚持连用 3 年,可使骨质疏松症病人的椎骨骨量增加 5.7%,股骨颈骨量的增加相对小些。骨活检的结果显示,这种周期疗法不影响骨矿化。

6. 服用阿仑膦酸钠有哪些注意事项?

阿仑膦酸钠(商品名福善美)证实能减轻骨吸收,降低脊柱、髋骨和腕部骨折发生率达 50%,在绝经前使用可以阻止糖皮质激素相关的骨质疏松症。预防剂量为每天 5 mg,治疗量为每天 10 mg 或每周 70 mg。

服用本药后需站立或保持坐位 30 分钟,低钙血症、食管功能异常以致影响药物经食道排空。与含钙药物及其他多价阳离子共同服用时,建议分开服用,至少相隔 30 分钟。同时服用阿司匹林和非甾体抗炎药可增加胃肠道反应。

有上消化道疾病、肾功能不全(肌酐清除率<35 mg/min)时慎用;服药期间保证足够的钙和维生素 D 的摄入。如出现严重的胃肠反应,如吞咽困难、吞咽痛、胸骨后疼痛和胃烧灼感加重时,应停药。

四、护理指导

怎样护理脆性骨折病人?

(1)心理护理:脆性骨折病人常为高龄,体质差,且多伴有糖尿病,心、肺、脑等疾患。因活动不当或摔倒发生骨折后,由于疼痛、活动受限、卧床不起、生活不能自理,病人常觉恐惧、焦虑,抑郁、悲观,此时需要主动接近病人及家属,耐心、细致、认真地与其沟通、解释,根据不同的心理状态做好心理护理,解除病人的焦虑和悲观情绪,使其充分树立治病的信心,积极配合治疗护理。

(2)饮食护理:营养是骨质疏松治疗的重要组成部分,是所有治疗的基础。老年病人体质多虚,因腰背酸痛、精神情绪等原因常食欲下降,容易造成营养不良,体内更易失钙。向病人做好解释工作,使之积极配合食疗。戒烟、酒;少饮咖啡、浓茶;避免过食较咸的食物;饮食中多补充含钙的食物,如奶制品、鱼类、肉类、豆制品、骨头汤等。避免菠菜与豆腐、牛奶同食,以免影响钙的吸收。另外,注意增加蛋黄、鱼肝油等含维生素 D 丰富的食物,增加日晒量。

（3）生活护理:因病人年龄偏大且疼痛不适、功能受限,生活上应多给予关心、照顾,了解其需求,满足其需要。对卧床休息的病人,应协助其取舒适体位,并使其肌肉放松,尽量维持脊柱生理曲线和各关节的功能位置,防止因卧床时间过长而造成的疲劳、损伤和变形。

（4）疼痛护理:腰酸背痛或全身骨痛直接影响病人的饮食、睡眠和休息,故应重视病人的疼痛,首先教会病人缓解疼痛的放松技术,如缓慢呼吸、全身肌肉放松、转移注意力等。严重者可遵医嘱给予镇痛剂,观察用药的效果及不良反应,或采用按摩、理疗、推拿等方法减轻疼痛。遵医嘱给予口服钙剂和维生素 D,肌肉注射降钙素,或配合激素疗法。

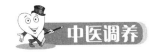

一、辨证调养

1. 中医是如何认识骨质疏松症的?

中医学中没有骨质疏松症的病名。骨质疏松症的临床症状及发病机制与骨痿等颇为相似,属中医的痿证范畴。骨痿始见于《素问·痿论》:"骨主身之骨髓……肾气热,则腰脊不举,骨枯而髓减,发为骨痿。"言之本在肾,病在骨。《素问·逆调论》曰:"肾不生,则髓不能满。"《素问·六节藏象论》曰:"肾者,主蛰,封藏之本,精之处也,其华在发,其充在骨。"又说:"丈夫……七八肝气衰,筋不能动,天癸竭,精少,肾脏衰,形体皆极。"李东垣曰:"大抵脾胃虚弱,阳气不能生长……则骨乏无力,是为骨痿,令骨髓空虚,足不能履也。"说明本病的发生和发展与先天禀赋不足、肾精亏虚、脾气亏虚和肝血不足等有密切关系。

2. 骨质疏松症的发生和发展可分为哪些类型?

(1)肾精亏虚:肾精亏虚者临床上可见腰背疼痛,腰膝酸软,受轻微外力或未觉察明显外力,即可出现胸、腰椎压缩骨折。驼背弯腰,身高变矮,畏寒喜暖,小便频数且夜尿多。另外还会伴有手、足心热,咽干口燥等。治法:滋补肝肾,强筋壮骨。方药:左归丸合虎潜丸加减。

(2)脾气亏虚:脾气亏虚者临床可见腰背疼痛,肢体倦怠,纳少脘胀,形体虚肿,肌肉消瘦,面色萎黄或白,少气懒言,大便溏泄,舌淡苔白,脉缓弱。治法:益气健脾。方药:四君子汤合理中丸加减。

二、常用中成药

1. 如何选择治疗骨质疏松症的常用中药?

中医有"肾主骨、藏精、生髓、充骨"之说,因此,中医对骨质疏松症主要采用补肾法施治。在选用中成药治疗时,应根据肾阳虚衰、肾阴亏虚、肾阴肾阳两虚等不同证型选用相应的药物,如治疗肾阳虚衰的右归丸、清宫寿桃丸,治疗肾阴亏虚的知柏地黄丸、六味地黄丸、活力苏口服液、大补阴丸,治疗肾阴肾阳两虚的龟龄集胶囊,以及适用于各证型的肾骨胶囊。济生肾气丸对腰背疼痛、日常生活障碍均有改善作用,老年性骨质疏松者可长期服用。

2. 治疗骨质疏松症常用的中成药有哪些?

(1) 肾骨胶囊:

药物组成:牡蛎等。

用法与用量:1 次 1～2 粒,1 天 3 次,口服。孕妇和儿童遵医嘱。

功能与主治:具镇静安神之力,又有收敛固涩,软坚散结之效。适用于肾虚骨瘦所致的筋疲骨软,腰酸背痛,下肢酸痛,形寒肢冷及创伤后或骨质疏松。

(2) 龙牡壮骨颗粒:

药物组成:龙骨、牡蛎、龟板、党参、黄芪、山药、白术、麦冬、五味子、茯苓、乳酸钙等。

用法与用量:每次 6 g,每天 3 次,口服。

功能与主治:补肝肾,强筋骨。用于老年人内分泌失调所致的骨质疏松。

(3) 健步虎潜丸:

药物组成:熟地黄、龟板、锁阳、枸杞子、菟丝子、补骨脂、杜仲炭、人参、黄芪、秦艽、防风、当归、白芍、木瓜等。

用法与用量:每次 1 丸,每天 2 次,口服。

功能与主治:补肝肾,强筋骨,祛风通络。用于肝肾不足引起的筋骨痿软、腰膝酸痛、足膝无力、行走艰难、四肢麻木。

(4) 知柏地黄丸:

药物组成:知母、黄柏、熟地黄、山茱萸、牡丹花、山药、茯苓、泽泻等。

用法与用量:每次 9 g,每天 2 次,口服。

功能与主治:滋阴降火。用于阴虚火旺所致的骨蒸劳热,虚烦盗汗,腰脊酸痛等。

(5) 六味地黄丸:

药物组成:熟地黄、山茱萸、山药、泽泻、丹皮、茯苓等。

用法与用量:水蜜丸 1 次 6 g,小蜜丸 1 次 9 g,大蜜丸 1 次 1

丸,1天2次,口服。

功能与主治:滋阴补肾。用于头晕耳鸣,腰膝酸软,遗精盗汗。

三、穴位按摩

1. 骨质疏松治疗可以按摩哪些穴位?

(1)身柱:位于背部,当后正中线上,第3胸椎棘突下凹陷中。

(2)腰阳关:位于腰部,身体后正中线上,第4腰椎棘突下凹陷中。

(3)关元:穴位于腹部正中线上,脐下5寸。

(4)气海:位于腹前正中线上,当脐中下1.5寸。

操作方法:单掌小鱼际按揉身柱和腰阳关,以微热为度;以拇指一指禅推法按揉关元和气海二穴各3~5分钟。

2. 骨质疏松病人为什么慎用按摩椅?

老年骨质疏松病人骨量减少,骨的显微结构受损,骨小梁破坏,皮质骨变薄,骨骼脆性增加,应力低于骨折阈值,从而导致骨骼发生骨折的危险性升高。骨折的发生与骨密度降低密切相关,骨质疏松病人骨密度明显降低。因此在使用按摩椅时,很容易在外力作用下发生骨折。因此,骨质疏松症病人慎用按摩椅。

四、饮食药膳

怎么根据骨折不同的时期在治疗中使用不同的药膳?

(1)骨折后1~2周:此时骨折部位淤血肿胀,经络不通,气血阻滞,此期需注意活血化淤,行气消散。病人骨折部位疼痛,食欲及胃肠功能均有所降低,因此饮食应以清淡开胃,易消化,易吸收的食物为主,如蔬菜、蛋类、豆制品、水果、鱼汤、瘦肉等。制作以清蒸炖为主,避免煎炸炒烩的酸辣、燥热、油腻之食品。至于黄豆骨头汤,属于肥腻滋补的范畴,所含脂肪较多,不易消化吸收。此阶段可选如下药膳。

1）三七当归肉鸽汤:三七 10 g,当归 10 g,肉鸽 1 只,生姜、胡椒、食盐适量备用。共炖熟烂,汤肉并食,每天 1 次,连续 7～10 天。

2）补精膏:牛骨髓、炒核桃肉、杏仁泥各 120 g,山药 250 g。将核桃肉、杏仁泥、山药同捣成膏状,加入炼熟蜜 500 g,与牛骨髓拌匀,入砂锅内沸汤煮熬,放入瓶中收贮。每次服用 1 匙,开水冲服,空腹食之。

3）木耳芝麻茶:黑木耳 60 g,黑芝麻 10 g。将砂锅置中火上烧热,然后放入黑木耳 30 g,不断翻炒,待黑木耳的颜色由灰转黑略带焦味时,起锅装碗内待用。再置火上入黑芝麻略炒出香味,后掺入清水约 1 500 ml,同时下人参、熟黑木耳,用中火烧沸约 30 分钟后离火。然后用清洁的双层细纱布过滤,滤液装在碗中即成。每次饮用 100～200 ml,可加白糖调味服用。也可将炒后的黑木耳与黑芝麻同生木耳一起加沸水冲泡代茶。

（2）骨折后 2～4 周:此时病人从生理及精神上对骨折后的境况有所适应,骨折所引起的疼痛也已缓解,淤血肿胀已大部分消失,食欲及胃肠功能均有所恢复。饮食上应由清淡转为适当的高营养,以满足骨痂生长的需要。可在初期的食谱上加以骨头汤、田七煲鸡、鱼类和动物肝脏之类,以补给更多的维生素 A、维生素 D、钙及蛋白质。适当多吃一些青椒、番茄、苋菜、青菜、包菜、萝卜等维生素 C 含量丰富的蔬菜,以促进骨痂生长和伤口愈合。此阶段可选如下药膳。

1）当归续断排骨汤:当归、续断各 10 g,骨碎补 15 g,新鲜猪排或牛排骨 250 g,炖煮 1 小时以上,汤肉共进,连用 2 周。

2）杜仲腰花:杜仲 12 g,猪腰子 250 g,各种调料适量。将猪腰切成腰花,杜仲加清水熬成浓汁 50 毫升;用杜仲汁一半,加入绍酒、豆粉各 15 g 和食盐调拌腰花,用白糖、味精、醋、酱油和豆粉各 5 g 兑成芡汁。锅置旺火上烧热,倒入混合油,至八成热时,放入花椒,投入腰花、葱、姜、蒜,快速炒散,倒入芡汁翻炒均匀即可佐餐食用。

3) 鹿茸酒:鹿茸 3 g,山药 30 g,骨碎补 15 g,白酒 500 g。将鹿茸、山药切片,放入白酒中,密封浸泡 7 天后即可饮用,每天 2 次,每次 1 小盅。

4) 乌鸡加皮汤:乌骨鸡肉 100 g,杜仲 20 g,五加皮、骨碎补各 15 g,巴戟天 10 g。将乌骨鸡肉洗净切块,五加皮、巴戟天、杜仲洗净切细后一起放入砂锅中,加水适量,武火煮沸后改用文火炖煮 2 小时,调味即可食用。

(3) 骨折后 5 周以上:骨折部位淤肿基本吸收,已经开始有骨痂生长,并从骨痂向骨组织转化。病人胃口大开,饮食上并无禁忌,可食用任何高营养食物及富含钙、磷、铁等矿物质的食物。此期食谱可配以老母鸡汤,猪骨汤、羊骨汤、鹿筋汤、炖水鱼等,能饮酒者可适当饮用杜仲骨碎补酒、鸡血藤酒、虎骨木瓜酒等。此阶段可选如下药膳。

1) 枸杞桃仁鸡丁:嫩鸡肉 500 g,枸杞 90 g,核桃仁 150 g,调料适量。将鸡肉洗净、切丁,加食盐、黄酒、味精、胡椒粉、蛋清、水生粉,调匀上浆。另将食盐、味精、白糖、胡椒粉、鸡汤、麻油、水生粉调成芡汁备用,锅中放猪油烧至五成熟时,下核桃仁,用温火炸透,再将枸杞倒入,翻炒片刻即起锅沥油,锅中放猪油烧到五成熟时,投鸡丁入锅快速划散,即可盛起。锅内留余油,大葱、姜、蒜,稍炒,再投鸡丁,接着将芡汁倒入速炒,随即投核桃仁和枸杞,炒匀即可食用。

2) 枸杞子粥:枸杞子 20 g,粳米 50 g,白糖适量。将枸杞子、粳米放入砂锅,加水 800 ml,用文火烧至微滚到沸腾,待粳米开花,汤稠有油出现时,即停火焖5分钟,加入白糖即可。每天早晚温服,可长期食用。

3)归芪蒸鸡:母鸡1只,当归20 g,炙黄芪60 g,调料适量。将当归和黄芪用布包好;母鸡去毛杂,洗净,放入沸水锅内余透,取出,放入凉水内冲洗干净,沥净水分。将当归和黄芪放入鸡腹中,放盆内摆上葱、姜,加鸡清汤、黄酒、胡椒粉等,用湿棉纸将盆口封严,上笼蒸约2小时取出(如将鸡放入锅内,文火煨炖,即成归芪炖鸡)。去棉纸及葱、姜、黄芪等,味精、食盐调味服食。

4)茴香腰花汤:取猪肾1对,撕去膜皮,一剖2片,压在砧板上,用刀剔去臊腺,在猪肾里层割几道直刀纹,深度为猪肾厚度的2/3,然后切成薄片,放入碗内用清水浸泡5分钟。旺火烧锅,倒入猪肉汤,加茴香、葱、姜烧开。放入腰花煮3分钟,加精盐、胡椒粉、葱花调味即可食用。

五、养生常识

1. 中老年人骨质疏松,身体功能相对退化,在日常生活中有哪些禁忌呢?

(1) 不要站着穿裤。因为老年人的骨质已疏松,一旦站不稳摔倒了,易致骨折。

(2) 裤带不要过紧。老年人的裤带最好使用松紧带。裤带太紧易使下身血流不畅,特别是肛门的毛细血管多,供血不好易患痔疮。

(3) 不要用力排便。老年人常便秘。排便不顺时,应借助药物,不能硬排。因为人在排便时血压易升高,过分用力可能引起晕倒、休克,导致脑出血,危及生命。

(4) 不要过分仰脖。老年人往往愿意坐在沙发上看电视或仰着头与人交谈。时间一长,易压迫颈部动脉使血流不畅,感到头晕、恶心，甚至发生半身不遂。

（5）不要猛然回头。老年人走在街上，听到熟人呼叫或听到异常声响，不要猛然回头。因老年人多有颈部骨质增生，颈骨急扭极容易压迫血管，造成头部供血不足，出现眼黑而摔倒。

2. 日常生活中怎么预防中老年脆性骨折?

为了预防骨折的发生，建议饮食中适量增加奶制品、豆制品、海带等含钙量高的品种。在饮食补充不足的情况下，根据医生指导适当补充钙制剂。衣着选择要保暖，但一定要轻便，长度适当，宽松适中；鞋子一定要防滑。出行时，双手尽量不拿物品，如有物品尽量用双肩包背持。行动迟缓、不便的中老年人要有其他人扶行，并尽量避免早晚路面上冻时出门。适当在阳光充足、空气新鲜的阳台做体操、原地踏步、跑步等运动。

如果不慎发生摔倒，不必惊慌。尽量不要搬动疼痛的肢体，或最好呼叫"120"或求救附近医院的医生解决，因为中老年人发生骨折，如果处理不当，往往带来灾难性的后果。

（耿　雷）

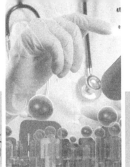

第七章
髋、膝关节置换术后

髋、膝关节置换术是指用人工关节替代和置换病损髋、膝关节，多用于严重的骨性关节炎，类风湿性关节炎，创伤性关节炎，先天性发育畸形导致的关节炎或关节疼痛、活动功能障碍，以及骨关节的肿瘤等。疼痛和关节活动障碍是出院后病人康复的主要方面。接受关节置换术的病人术前因长期患有关节疾患，出现关节反复的、进展的及活动后加重性的慢性疼痛，药物和其他保守治疗不明显。关节置换术后，由于手术等创伤，病人也会感受较为剧烈的术后急性疼痛。另外，术后短期的关节制动和疼痛使关节活动受到限制，并进一步影响病人的日常生活活动能力，如转移、步行、上下楼梯等。

病人的心理康复指导也很重要。入院初期，病人引起髋关节病变的原因不同所表现的情绪也各不同。有的病人患病时间长，又缺乏正规的专业治疗，对疾病产生悲观失望的心理；有的病人为突然外伤所致，感到孤独无助、紧张、恐惧。应根据病人各自的心理特点，帮助其解除对手术的疑虑，使其树立战胜疾病的信心和勇气，以最佳状态接受手术，配合治疗。另外，手术会给病人的心理造成一系列不良的应激情绪。特别是老年病人的心理比较复杂，容易产生悲观、失望、厌世等消极情绪。应指导病人认识早期康复时机的重要性,尽早开始有效的康复训练活动是髋关节功能恢复的关键。病人治愈出院后,认为髋关节功能已基本恢复,往往不再坚持康复治疗。医护人员应鼓励病人坚持康复训练,并指导病人在日常生活中进行技能练习和作业训练。病人出院后,医生和家属要与病人一起制订出院后训练计划,要求每日按时完成,制成小册子发给病人,并定时进行电话访问。医生还应指导家属配制能增强体质、促进伤口愈合的饮食,让病人掌握休息与活动标准。

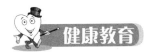

一、饮食指导

1. 关节置换术后食欲下降怎么办?

关节置换术后,绝大部分病人终日卧床,运动减少,原先的生活节律被打乱,往往会出现食欲下降,老年病人、体质较弱或心理承受能力差的人更容易出现这种情况,手术后短时期内尤为明显。在饮食上要做到营养丰富,色、香、味俱佳,能刺激食欲。适当多吃一些番茄、苋菜、青菜、包菜、萝卜等维生素 C 含量丰富的蔬菜,以促进骨痂生长和伤口愈合。

据最新研究,手术后病人可能需要补充锌、铁、锰等微量元素。动物肝脏、海产品、黄豆、葵花子、蘑菇中含锌较多;动物肝脏、鸡蛋、豆类、绿叶蔬菜、小麦、面包中含铁较多;麦片、芥菜、蛋黄、乳酪中含锰较多。

2. 关节置换术后出现大便秘结怎么办?

关节置换术后早期常有大便秘结,卧床病人更为多见。宜多食含纤维素多的蔬菜,吃些香蕉、蜂蜜等促进排便的食物。必要时服用通便药物,如麻仁丸 6~9 g,每天 1~2 次。卧床病人还易发

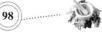

生尿路感染和尿路结石,宜适当多饮水利尿。

3. 关节置换术后病人需要忌口和戒烟吗?

术后病人不必忌口,对饮食没有特殊限制,但是不要吸烟,吸烟会影响伤口愈合和骨折愈合。

二、运动指导

1. 髋关节置换术后能进行早期功能锻炼吗?怎样锻炼,有哪些注意事项?

(1)术后当天——早期踝关节主动运动:

手术结束后,按麻醉常规护理,给予去枕平卧位,患肢下垫软枕抬高 $10°\sim20°$,保持外展中立位,两腿之间放 1 个软枕,防止内收。麻醉醒后立即进行足趾、踝关节的主动运动,注意踝关节屈伸范围要大。由于全髋关节置换术后足踝屈伸运动时下肢静脉血液的平均速度增加 40.1%,所以早期进行踝关节的主动运动对预防深静脉血栓有积极作用。

踝关节锻炼具体步骤如下。

1)屈伸踝关节:慢慢地将脚尖向上勾起,然后再向远伸,使脚面绷直。每隔 1 小时活动 $5\sim10$ 次,每个动作持续 3 秒;手术后立即开始直到完全康复。

2)转动踝关节:由内向外转动踝关节;每天 $3\sim4$ 组,每组重复 5 次。

3)健侧肢体练习:屈髋,屈膝收缩健侧下肢肌肉。每 2 小时练习 1 组,每组 30 次,每次持续 $10\sim15$ 秒。

通过本阶段锻炼应达到:①基本消除患肢肿胀;②患侧大腿、小腿肌肉能够协调用力做出肌肉舒缩作用。

(2)术后第 1 天——进行踝关节运动及股四头肌收缩和抬臀训练:病人可能担心伤口疼痛,不敢活动,故锻炼时可将手放在股四头肌处,帮助病人正确进行股四头肌等长收缩。抬臀训练时,护士站在病人的患侧,嘱病人双手握住牵引床上方的吊环,挺起上半身,健侧腿蹬在床面上,使臀部抬离床面。无牵引床时,用两肩或双肘关节及头部做支撑,健侧腿蹬在床面上,将上身和臀部抬起。

第 1 天练习时,护士用双手平托住病人的腰、臀部,协助病人的身体抬离床面,抬臀时注意保持患肢外展中立位。抬臀训练后给予半坐卧位,指导进行深呼吸,有效咳嗽和排痰。功能锻炼每天 3～4 组,每组重复以下 6 种练习方式 10 次。

1) 屈伸髋、膝关节练习:病人可以自主屈伸髋、膝关节,使脚跟滑向臀部,然后伸直。注意不要使膝关节向两侧摆动。

2) 臀部收缩练习:平卧位使臀部肌肉紧绷,保持 5 秒钟。

3) 外展练习:平卧位伸直腿尽量向两侧分开,然后收回,注意不要完全并拢。

4) 股四头肌收缩练习:尽量伸直膝关节,保持 5～10 秒钟,每隔 10 分钟练习 10 次,直到大腿肌肉出现疲劳感。

5) 直腿抬高练习:尽量伸直膝关节,抬高下肢(距床面10 cm)保持 5～10 秒钟,慢慢放下。重复练习至大腿肌肉出现疲劳感。

6) 髋关节伸直练习:术侧髋关节主动伸直动作或髋下垫枕,这样可以伸展屈髋肌及关节囊前部。

(3) 术后第 2 天:病人坐床边进行髋关节、膝关节活动。由医生和护士(或家属)将病人身体向患侧外移至床边,患侧下肢抬离面与身体同时移动,双小腿自然垂于床边,膝关节弯曲 90°。

(4) 术后 1 周:指导病人在床边扶助行器练习行走。练习过程中,护士或家属应在旁协助,以防病人摔倒;继续加强患肢肌力和步行训练,逐渐脱离助行器。

2. 髋关节置换术后日常生活中有哪些动作不能做? 有哪些注意事项?

(1) 术后禁止跷二郎腿。

（2）坐姿：术后第 1 个月坐的时间不宜过长,每次不超过 2 小时,以免导致患肢静脉回流不畅,平时可抬高患肢改善循环。保持膝关节低于或平于髋部。不宜坐低椅、沙发、矮马桶、蹲姿,不盘腿和做跨步运动,坐时身体向后靠、腿向前伸。

（3）睡姿：最好的睡姿是平卧。侧卧时,尽量不要向手术侧侧卧,并且最好在两大腿间夹 1 个枕头。

（4）上床：健肢先上床,患肢后上床。

（5）盖被子：睡觉前,先将被子铺平后再上床,防止向前屈身取被子时屈髋超过 90°。

（6）如厕：不可蹲厕,只可使用坐厕。坐下时,膝关节要低于髋关节高度。

（7）穿裤：坐下先伸直患腿,并把裤子套上,然后穿另一边。

（8）穿袜子：术后 1 个月内,由家人帮忙,穿无鞋带的鞋子;6 个月时,可坐高凳,患肢屈髋屈膝、外展外旋穿袜子和鞋子。

（9）沐浴：坐高浴椅上,使用长柄浴刷或长柄海绵清洁足部。

（10）上车：宜在健侧上车,病人患肢伸直,臀部先坐在车上,健肢先移进车里,患肢尽量伸直移进车里。

（11）下车：宜在健侧下车,健肢先踩地,臀部离开车座,病人尽量保持患肢伸直移出。

（12）上楼梯：上楼时宜健肢先上。

（13）下楼梯：宜患肢先下,上、下楼梯时用手扶楼梯扶手,避免跌倒。

（14）开车：手术约 3 个月后可以开车,开车时应垫高座椅。

3. 膝关节置换术后需要尽快下地活动吗?

术后尽快下地活动有助于康复,具体什么时候应该下地需要严格听从医生的指导。

（1）下蹲练习：尽量下蹲,同时脚跟不要离地,坚持 5～10 秒后慢慢站起。

（2）站立位屈膝练习：借助助行器或双拐平稳站立，尽量屈髋、屈膝，然后保持 5～10 秒钟，伸直膝关节。重复练习直到感觉有些疲劳。

（3）行走：正确的行走方式有利于康复。行走时需要借助助行器或是双拐，手术医生或理疗师会告知病人何时开始负重。首先要站稳，将身体的重量置于助行器或双拐上，先向前移动助行器或双拐，迈出患肢时注意伸直膝关节，使脚跟首先着地，身体向前弯曲膝关节和踝关节，使整个脚平稳地落在地板上，然后前足蹬地，弯曲膝关节和踝关节，迈出下一步。需要注意的是，用脚跟先着地，然后使整个脚平稳着地，最后用前足蹬地向前迈步。

4. 膝关节置换术后需要早期功能锻炼吗？怎样锻炼？

（1）术后 1～3 天：此期以被动活动为主，以促进血液循环，防止血栓形成和防止组织粘连为目的。

1）关节被动活动器训练：用关节被动活动器持续被动活动是早期膝功能锻炼的主要手段。关节被动活动器使关节活动比较容易，防止术后粘连，缩短术后恢复时间，增强病人康复信心。

2）股四头肌练习：绷紧大腿肌肉，尽量伸直膝关节，保持 5～10 秒钟。2 分钟内重复 10 次，休息 1 分钟再作同样的练习，直到大腿肌肉出现疲劳感。

3）直腿抬高练习：在床上伸直绷紧膝关节，稍稍抬起并保持 5～10 秒钟，慢慢放下，直到大腿肌肉出现疲劳感。也可以在坐位进行此项练习。

4）屈伸踝关节练习：有节奏地屈伸踝关节，每隔 1 小时练习 10 次。直到完全康复为止。

5）转动踝关节：由内向外转动踝关节；每天 3～4 组，每组重复 5 次。

6）膝关节伸直练习：在脚跟下放置 1 个小垫子，保持脚跟不与床面接触。努力绷紧大腿肌肉并伸直膝关节，保持 5～10 秒钟，直到大腿肌肉出现疲劳感。

（2）术后4～14天：此期的重点是恢复膝关节活动度，至少为0°～90°；其次是肌力恢复锻炼。

1）在床上进行屈伸膝关节练习：保持脚在床上滑动，尽量屈曲膝关节。在最大屈曲位保持5～10秒钟，然后伸直膝关节。重复数次，直到出现疲劳感或膝关节已经能够完全屈曲。

2）坐位膝关节屈伸练习1：坐在床旁或椅子上，小腿垂下。用健侧脚跟放在手术侧的脚背处，慢慢地尽量屈曲膝关节，在最大屈曲位时保持5～10秒钟。重复上述练习，直到出现疲劳感或膝关节已经能够完全屈曲。

3）坐位膝关节屈伸练习2：坐在床旁或椅子上，小腿垂下。慢慢地尽量屈曲膝关节，直到脚放在地板上。然后上半身前倾以增加膝关节的屈曲角度，保持5～10秒钟。直至完全伸直膝关节。

重复上述练习，直到病人出现疲劳感或是膝关节已经能够完全屈曲。

（3）术后2～6周（即出院后的康复计划）：此期的主要目的是增强肌肉力量，保持已获得的膝关节活动度。

1）时间：康复训练是需要时间的，病人应该把康复训练计划做成日程计划表。在训练开始阶段，每项运动可进行3～5次，然后以每次2倍的速度逐渐提高运动频率，直到每次能练习15次为止。如果在进行某项运动时感觉比较困难，不要勉强进行，可以1周后再试着进行这项运动。

2）呼吸：注意呼吸节律。应当保持均匀呼吸，不要憋气。可以试一下这项运动感觉怎么样，当下蹲时呼气；站立时吸气。当然也可以下蹲时吸气，站立时呼气。总之寻找一个最适合自己的方法。每完成1项运动并在下1项运动开始之前，按照这样的方式做3次深呼吸。

3）远离疼痛：在进行所有运动的过程中，应当感到轻松、愉快而不应感到疼痛。病人应该放弃自己感觉不好的运动。如果感觉膝关节疼痛，可用冰块进行局部冷敷。尽可能经常抬高双腿。不要感到沮丧，可以安静地休息，甚至多休息几天。当重新开始的时候，要从简单的运动开始逐渐提高强度。

5. 膝关节置换术出院后可以做哪些卧位练习？

（1）练习1：全身绷紧。双肩关节向自己的前下方用力伸，小腿或脚跟紧压在沙发上，就像在行走时的动作，交替向前后方向滑动。如果希望速度快一点，可以慢慢加快运动速度，同时要继续绷紧身体，做深呼吸。

（2）练习2：全身绷紧。脚尖朝上，脚跟向下压于另一侧足背上。现在把下面一侧下肢伸直膝关节并抬起，绷紧整个下肢保持7秒钟。然后慢慢放下。每侧肢体的练习时间至少保证在30秒钟，此间做3次深呼吸。重复动作，练习另一侧肢体。

6. 膝关节置换术出院后可以做哪些坐位练习？

（1）练习1：全身绷紧。慢慢地同时抬起脚跟，直到脚尖着地，然后放回来直到脚跟着地。感觉到脚下的地板时，就可以逐渐加快速度。

（2）练习2：全身绷紧。交替练习上面的动作，一只脚尖着地，另一只脚跟着地，交替变换。

（3）练习3：全身绷紧。将两只脚轮流拉向臀部方向。要让整个脚掌在地面上滑动，一定要用力压地板并要有绷紧肌肉的感觉。

（4）练习4：全身绷紧。将一条腿向前伸。勾起脚尖，让腿完全伸直。拉回腿的时候让脚掌完全贴在地面上。做同样的动作，练习另一条腿。

（5）练习5：全身绷紧。如果对练习4感到轻松的话，那么现在练习将一条腿伸开，离开地面一段距离。保持7秒钟，慢慢放下腿，让脚后跟着地。然后脚掌着地，慢慢拉回腿。做同样的动作，练习另一条腿。

(6)练习 6：全身绷紧。现在请将练习 3 和练习 4 组合起来。将一条腿尽量向臀部的方向拉，另一条腿尽可能向前伸。每次在做最后一个动作时保持 7 秒钟。

(7)练习 7：最后用双手握住一只腿，轻轻地、适度地用力从下向上慢慢按摩小腿。放松小腿后方的肌肉。

7. 膝关节置换术病人出院后可以做哪些站立运动？

膝关节置换术后病人可以背靠墙站立。双腿分开，与骨盆同宽。脚跟距离墙 7 cm 左右。臀部（尾骨）、肩关节和手背紧贴墙面。如果不能安全地独自站立，应该借助手杖，也可以背靠桌子、写字台或其他物体，这样在必要时，可以利用支撑避免摔倒。

(1)练习 1：全身绷紧，挺胸抬头，双肩关节后伸，保持上肢始终贴在墙上。臀部靠近墙上，腹部放松，两脚底板贴紧地面，双膝稍微弯曲，脚趾朝外。保持这种绷紧状态 7 秒钟，然后慢慢放。

(2)练习 2：全身绷紧。交替抬起双侧足跟足尖，并保持膝关节和髋关节伸直。当对安全有足够把握时，可以把体重从一条腿转移到另一条腿上并逐渐加快频率。

(3)练习 3：全身绷紧。尽量向下蹲，脚跟不要离开地面。保持这种姿势 7 秒钟，然后慢慢站起来。如果做的时候觉得膝关节屈曲非常困难，练习时候不要蹲得太低。

8. 膝关节置换术病人出院后，活动方面需要注意哪些姿势和动作？

病人术后 6 周勿交叉双腿，勿卧于患侧，如侧卧，双膝间放置 1 个软枕，勿坐沙发或矮椅。坐位时勿前倾，勿弯腰拾东西。无论何时，术后坐位一定要使膝关节低于髋部。避免侧卧 3 个月，勿下蹲，勿在床上屈膝而坐。如病人身体其他部位出现感染病灶，应及时应用抗生素，避免血行感染假体。6～8 周内避免性生活。性生活时要防止术侧下肢极度外展，并避免受压。

三、用药指导

1. 关节置换术后可以使用那些药物进行治疗？

术后主要针对镇痛及术后并发症（下肢深静脉血栓形成和栓塞）的防治。镇痛主要用于减轻术后康复训练时的疼痛，包括对乙酰氨基酚、非甾体类抗炎药、环氧合酶-2抑制剂等。在减少栓塞发生的同时，药物会预防增加出血的风险。一般认为，对于存在栓塞危险因素的病例可适量使用药物预防，而对于有出血倾向的病例则应该慎重使用药物预防。

2. 关节置换术后预防性药物有哪些？

目前使用较多的预防性药物主要有低剂量普通肝素、低分子肝素、磺达肝癸钠、维生素K拮抗剂，以及一些凝血因子直接抑制剂（如拜瑞妥）等。有研究表明，术前开始给药与术后开始给药抗凝疗效相似，但是术前给药出血风险相对较高。因此，一般对高危病人在关节术后开始进行药物预防，预防时间以7～10天为宜，必要时可延长至28～35天。

四、护理指导

1. 关节置换术后在护理上需要观察及注意哪些问题？

（1）严密观察病情：术后对病人的体温、脉搏、呼吸、血压实行严密的监测。体温是反映早期感染的一个重要指标，持续高热和髋关节周围软组织肿胀是术后感染征象。

（2）麻醉后护理：硬膜外麻醉术后要平卧4～6小时。全身麻醉尚未清醒前，将病人的头偏向一侧，应防止口腔内呕吐物或分泌物吸入气管引起吸入性肺炎；保持呼吸道通畅，防止舌根后坠发生窒息；注意保暖，避免意外损伤；密切观察生命体征变化，预防出血和休克。

（3）心理护理：由于传统观念的影响，多数病人术后不敢活动，怕疼痛，担心切口裂开、关节脱位、假体松动。护理人员要针对病人的复杂心理，及时做好解释、安慰工作，解除病人的思想负担，树立战胜疾病的信心，保持良好的心态配合治疗及锻炼。与病人一起制订恰当的康复锻炼计划，在进行早期康复锻炼的同时，注意观察病人的心理反应。让病人自觉进行锻炼，及时了解病人的康复锻炼情况（如关节活动度、直腿提高的程度等），还要做好病人家属的工作。使家属能够主动协助病人的康复锻炼，以利于出院后康复锻炼的继续，组织病人相互交流练习的感受和经验，以提高练习效率。

2. 关节置换术后发生感染怎么办，怎样预防?

人工髋关节置换术的手术时间较长、创伤大，易发生伤口感染。一旦发生感染，处理困难，致残率高，并有较高的致死率，加之术后长期卧床，易发生肺部及泌尿系统感染。术后将病人安置于单人或双人房间。保持切口敷料清洁干燥，负压引流通畅，并观察引流液颜色、性质、量，防止引流液倒流。切口换药时严格进行无菌操作，保持床铺清洁、干燥，严密观察体温变化。另外，要鼓励病人做有效的咳嗽和深呼吸，为病人叩背，有效地清理呼吸道，以防坠积性肺炎。留置导尿期间，保持导尿管通畅及会阴部清洁，做好尿道口的护理，会阴部每天擦洗 2 次。鼓励病人多饮水，每天饮水量保持在 2 500 ml 以上，以有效地预防泌尿系统感染。

3. 关节置换术后发生下肢肿胀怎么办，怎样预防?

病人长时间处于不动位置，导致下肢静脉血流缓慢，从而有可能导致髂静脉血栓形成，甚至下肢肿胀。因此，除鼓励病人早期进行有关肌肉和关节的功能锻炼，同时应密切观察肢体情况，如发现下肢肿胀、肢端温度降低、发绀、疼痛等症状，应立即报告医师以便采取措施。

4. 关节置换术后怎样预防脱位的发生?

术后应保持患肢外展中立位,注意观察双下肢是否等长,是否疼痛,触摸手术部位有无异物脱出。若有异物脱出,应及时报告医师给予手法复位或在手术室切开复位。指导病人(髋关节置换术后)翻身(两腿之间应夹 1 个枕头),取物、下床动作应遵循避免内收屈髋的原则。嘱咐病人保持髋关节姿势正确,严格按医嘱进行功能锻炼及活动,不能将双腿在膝部交叉放置,不能坐小矮凳、下蹲和盘腿。

5. 关节置换术后怎么预防发生压疮?

术后病人宜卧气垫床,每 2 小时协助翻身 1 次,并给予按摩骨突出部位以促进血液循环,不宜翻身病人则由护理人员分别在两侧将病人臀部抬起,让皮肤透气,缓解压力。翻身扫床更换床单时应注意动作轻柔,以防损伤皮肤。

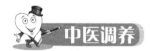

1. 关节置换术后,中医怎样进行辨证治疗调养?

(1)术后出现腰膝酸软,关节酸痛,头晕目眩,心悸失眠,舌淡红少苔,脉细沉,为肝肾亏虚。治则:补肾养肝,益服助阳。处方:六味地黄丸加减。

(2)术后出现局部疼痛,肿胀不甚,皮温不高,纳少不思饮食,腹胀,肢体倦怠,少气懒言,面色萎黄或水肿,为气虚夹瘀型。治疗:益气健脾、活血散瘀。方药以四君子汤(人参、白术、茯苓、甘草)临症化裁,常加用黄芪、砂仁、酒川牛膝、川木瓜、鸡血藤、刺五加等益气活血之品。

(3)术后出现局部肿痛明显,活动受限,昼轻夜重,常有面色晦滞,为气滞血瘀型,治疗活血化瘀兼补气行血。方药可选桃红四物汤(桃仁、红花、当归、川芎、白芍、熟地)为基本化裁,常加用黄

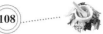
芪、乳香、没药等。

2. 关节置换术后常用的中成药有哪些？

（1）静脉滴注川芎嗪（120 mg，每天 1 次）、丹参针（30 ml，每天 1 次）。

（2）骨康胶囊，每次 3 片，每天 3 次，口服。

（3）骨松安胶囊，每次 3 片，每天 3 次，口服。

（4）伸筋片，每次 3 片，每天 3 次，口服。适用于骨折后期。

（5）灯盏花素针，每次 75 mg，每天 1 次；加入 0.9％氯化钠 250 ml，静脉滴注。适用于骨折各期。

（6）草木樨流浸液片，每次 1.6 g，每天 3 次，口服。适用于骨折各期。

3. 不想吃中药，有什么减轻或缓解疼痛及改善关节活动功能的中药外治法吗？

应用中医中药外治关节局部病变的相应部位，方法简便易行，无明显不良反应，对减轻或缓解疼痛及改善关节的活动功能有良好的效果。可以用骨碎补、海桐皮、川牛膝、狗脊、舒筋草、千年健各 30 g，独活、威灵仙、川断、当归尾各 20 g，没药、乳香各 15 g，煎煮后，拿 1 块厚毛巾覆盖患病关节部位，使药水热气熏蒸患处，至患处出汗可暂停熏蒸。随着熏蒸时间延长，药水温度会渐慢降低，此时病人可用药水热敷、淋洗或浸泡患处。若水温降凉，还可加热后继续熏蒸。病人每天早、晚各熏洗 1 次，每次半小时，一剂方药可熏洗 2 天，计 4 次。如果药水因蒸发减少时，可再加水煮沸熏洗。药液最好当天用当天煎煮，以免隔夜或隔天药液变质，影响治疗效果。在冬天熏洗时，要注意室内温度不宜过凉，如果外部环境气温过凉，也会影响药用疗效。

4. 各类髋部手术后，怎么用中医外治方式促进胃肠功能的迅速恢复？

行全身麻醉或腰硬麻醉下各类髋部手术术后，胃肠功能往往

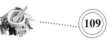

减弱,为了促进胃肠道功能迅速恢复,可以应用吴茱萸加粗盐热熨方式。将吴茱萸和粗盐各 250 g,用炒锅炒热至 60～70℃,放入小布袋(22 cm×28 cm)中。以病人自觉不烫伤肌肤时外熨于神阙部位。每次治疗时间 30 分钟,每天 2 次,中间间隔 6 小时。

5. 怎样通过穴位按摩缓解膝关节手术后的疼痛?

膝关节手术后的疼痛可以采用下列按摩方式缓解。

(1) 局部按摩——双龙戏珠法:①两手心紧贴膝盖,同时向外旋转按摩 30～50 次,然后向内旋转按摩 30～50 次。②两手环抱左膝,用力来回擦推动。然后换右膝,各 30～50 次。

(2) 近穴按摩:膝部如有压痛点(阿是穴),找准后按揉 1～2 分钟。接着分别按揉膝眼、血海、足三里等穴,每次选取 2 个穴位,各做 2～3 分钟。

(3) 远穴按摩:按揉对侧曲池,同时配合屈伸患膝关节,共约 3 分钟。穴位按揉用力要大,以感到酸胀感为好。

(何　军)

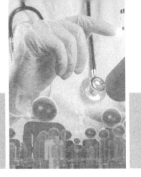

第八章
股骨颈骨折

　　股骨颈骨折是一种临床上常见的骨折，约占全身骨折的3％，多见于60岁以上的老年人。股骨颈骨折的死亡率和病残率较高，骨折不愈合和股骨头缺血坏死是其临床治疗中存在的2个主要问题。罹患病人常为年老体弱者，伤前就可能患有高血压、心脏病、糖尿病等慢性疾病。因骨折后大部分病人需长期卧床，容易引起一些危及生命的并发症，如肺炎、深静脉血栓、心脑血管意外、泌尿系统感染、压疮等。20世纪前，病人往往死于上述并发症。20世纪以后，骨科界逐渐使用了内固定技术，使骨折愈合率及长期卧床问题得以改善，但仍有一部分骨折难以愈合，尤其是股骨颈头下骨折和骨折明显移位者的概率更高。20世纪中期，人工关节假体和髋关节置换术的应用提高了股骨颈骨折治疗效果。髋关节置换技术既解决了长期卧床带来的一系列问题，又避免了股骨头坏死、骨不愈合问题，为老年股骨颈骨折病人带来了福音。

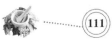

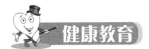

一、饮食指导

1. 股骨颈骨折早期喝骨头汤能促进骨折愈合吗?

股骨颈发生骨折时伤筋动骨,受伤部位因气滞血瘀而肿胀,此时治疗宜活血化瘀、行气消散,饮食上以清淡为主,不能过早给予肥腻滋补之品,如骨头汤、红烧肉、带皮鸡汤等,否则不但容易增加胃肠道负担,造成消化不良、便秘,且使旧瘀不去而新骨难生,骨痂生长迟缓,导致影响日后关节功能的恢复。因此,在骨折早期,病人的饮食营养丰富且易于消化即可,可与一般人相同,避免进食油腻和辛辣品,多吃水果、蔬菜和粗纤维食物。如果有条件,可用三七 10 g,肉鸽 1 只,姜片适量,红枣 2 个炖汤,肉鸽味道鲜美又不油腻,三七则有活血化瘀之效。

2. 股骨颈骨折后饮食上有哪些注意事项?

避免太凉的食物,减少对胃肠道的刺激,引起腹泻。注意增加纤维含量高的食物,以免便秘。对不能自行饮食的病人,应定时、定餐喂食。喂食的速度要慢,充分嚼烂后吞咽,以利于消化吸收。对不能到户外晒太阳的病人,应注意补充鱼肝油滴剂、维生素 D 片等。对有糖尿病、肾病或肝病等疾病的病人,饮食原则必须兼顾,否则不利于全身康复。

二、运动指导

1. 股骨颈骨折康复训练的目的是什么? 手术后是不是等着骨折愈合就行了?

手术只是整个治疗过程的一个环节,术后康复锻炼是后续的治疗。正确的锻炼是保证手术成功的非常重要因素。康复训练可以增加局部血液循环,消除肿胀,加速周围软组织损伤的修复,防止下肢肌肉萎缩、关节僵硬、神经肌肉粘连等并发症,可增加两骨折端在重轴上的挤压力,防止骨断端分离,促进骨折愈合,防止脱钙。

2. 髋关节置换术后,医院内康复训练有哪些?

(1)髋关节置换术后肌力训练是关节置换术后功能锻炼的重要内容。应该在手术后即刻开始进行股四头肌静止收缩、踝关节背伸、跖屈等运动(见图 8 - 1、8 - 2)。术后第2~3天,髋外展并增加髋、膝关节的屈伸训练,并开始练习直腿抬高锻炼。一开始病人或许不能完成上述动作,可在患肢下垫 1 个软枕。对于骨水泥假体固定者,在术后 24 小时内就可以达到完全固定。所以对于此类病人,可在术后早期就开始站立训练。病人在进行站立训练时,每侧肢体伸直练习脚趾和脚后跟的抬高离地锻炼,手术侧逐渐部分负重,练习股四头肌、臀肌收缩舒张,伸直髋、膝关节。

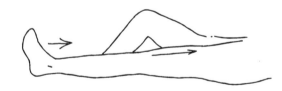

图 8 - 1　股四头肌等长收缩运动

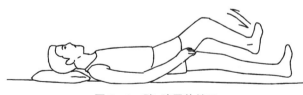

图 8 - 2　髋、膝屈伸练习

(2)下肢关节被动运动器(CPM 机)辅助训练:髋关节置换术

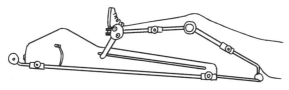

图 8 - 3　CPM 机辅助功能练习

后的被动练习训练常用 CPM 机辅助完成(图 8 - 3)。

(3)坐位训练:指导和协作病人把患侧肢体移近床旁,靠近床沿放下后坐起,坐起时双手后撑,髋关节屈曲不超过 80°。由于坐位是髋关节最容易出现脱位和半脱位的体位,因此,术后早期病人以躺、站或行走为主,坐位时间不能超过半小时。

3. 髋关节置换术后康复训练注意事项有哪些?

功能练习时,应避免使用假体超过自身的极限。为了维持股骨头在髋臼内及预防关节脱位,应注意以下几点:屈髋不能超过 90°,上身不要向前弯腰超过 90°;髋关节的内收不能超过中线,膝关节或踝关节不要交叉;髋关节不能外旋,卧位及翻身时,患腿应保持在外展位,坐位时不要向患侧方弯腰。

4. 股骨颈骨折病人如何使用康复拐杖?

拐杖的高度一般为(病人身高-40)cm。手把高度应以肘关节弯曲 30°为宜。使用时病人双肩放松,身体挺直,腋窝与拐杖间距离为 2～3 cm,拐杖底端离足跟 15～20 cm。

根据病情需要选择以下步态:①4 点步态:右拐杖—左脚—左拐杖—右脚。②3 点步态:以健侧腿承担身体重量—双拐杖举出—健侧腿蹬出跳动至拐杖处。③2 点步态:右拐杖与左脚—左拐杖与右脚。3 步态比较实用,而且速度快。

上楼梯方法:健侧腿先上楼梯—两支拐杖与患腿同时上楼梯。下楼梯方法:两支拐杖先下—患腿下楼梯—健腿下楼梯。使用时,不得仅仅靠腋窝支撑身体,应用手紧握把手,以上臂力量支撑身体,同时拐杖高度要适宜,最好用软垫包裹拐杖的顶端,以防腋窝压疮和腋神经损伤。使用单拐时,应置于健侧,以促进患腿部分负重训练。拐杖底端应有橡胶,以增加与地面的摩擦力,防止摔跤,必要时用棉布包裹底端。

5. 股骨颈骨折髋关节置换术后,何时能下地行走?

如果使用的是骨水泥固定型假体,又是初次髋关节置换术,术中也没有植骨、骨折等情况,病人在术后1周内引流管拔除后即可以下地进行康复练习。多孔表面骨长入型假体即生物型假体,则需根据病人假体稳定情况、骨质疏松情况判定,一般在术后2~6周才能开始步行练习。术中股骨距骨折的病人,行走练习更应根据 X 线片的检查情况,推迟到术后至少2个月。

6. 出院后,在日常生活中病人需要注意些什么?

人工关节术后,如果病人不小心,穿袜子时将腿部外旋,用提鞋的姿势,结果可能造成关节脱位。有人还采用跷二郎腿的姿势坐着穿袜,这些都是不正确的。正确穿袜姿势是:坐在床上或比较高的凳子上,屈髋屈膝,膝关节稍微向小腿内侧收。上厕所时采用坐便器,睡觉要养成仰卧位的习惯。

7. 出院后何时到医院复查?

股骨颈骨折术后定期到医院复查也很重要。术后第1、3、6、12个月分别复查1次,以后是每年复查1次。

8. 为了防止股骨头坏死,应该注意些什么呢?

(1)勤复查 X 线片,即使骨折愈合,也要追踪3~5年。研究表明,约85%的股骨头坏死发生在骨折后3年内,98%发生在5年以内。对于股骨颈骨折的治疗和疗效的评价,不能仅观察到骨折愈合,而应随诊至伤后5年。如 X 线片发现有钉痕出现,股骨头高度递减和硬化透明带等现象,表明股骨头已有坏死先兆,应积极采取措施,防止其进一步发展。

(2)不宜过早负重。单纯从骨折愈合的角度讲,股骨颈骨折

12周以后基本上就可以负重,但因为股骨头坏死发生较晚,减少负重应一直坚持到1～1.5年。

9. 股骨颈骨折治愈后,如何注意股骨头坏死的信号?

股骨颈骨折治愈后,行走时无痛,以后一旦出现疼痛,就是股骨头坏死的信号,要拍双侧髋关节线光片进行对比。患侧骨小梁无改变而骨密度较健侧增高,或有骨密度不均匀,或进一步做ECT检查提示动脉血供降低,斜率增高(提示静脉回流不好),静态象呈现大块缺血(冷区)、大块淤血(热区)、冷热相间(即不均匀),这些可明确诊断为股骨头坏死(或MRI检查)。此时,病人要用回双拐,马上就医得到正确处理,不要存在侥幸心理耽误治疗。

10. 股骨颈骨折术后股骨头坏死的发生率高吗? 取决于哪些因素?

股骨颈骨折术后发生股骨头坏死率为20%～40%,取决于骨折部位、年龄和负重程度。股骨颈骨折越靠近股骨头,发生不愈合和股骨头坏死的概率越高,特别是股骨颈头下型骨折、髋关节脱位等损伤可造成股骨头血运障碍,导致股骨头缺血性坏死发生率增加。另外,中老年病人的股骨颈骨折易发生不愈合,而青壮年股骨颈骨折因致伤暴力大,股骨颈周围血供损伤更大,股骨头可能在受伤的当时就已经发生骨小梁压缩、塌陷,头内压力增加,进一步影响股骨头血供,因此更易发生股骨头坏死。值得注意的是,过早弃拐活动造成股骨颈骨折端不稳定,出现骨折端的相对滑动,进一步加重血管损伤,是导致股骨头坏死的普遍原因。

六、用药指导

1. 股骨颈骨折病人出院后需要吃药吗?

保留股骨颈骨折的手术,出院后需要继续服用药物,以促进骨折愈合、降低股骨头坏死发生的危险。人工关节能与人体产生良好的相容性,基本不会发生排斥反应,所以术后不需服用促进骨折愈合药物。但髋关节置换术后容易发生下肢血栓,故需常规服用预防血栓药物35天,可口服抗凝药物。如果病人有类风湿关节炎、银屑病(牛皮癣)等原发病,还需要长期服药治疗,因为这些全身性的疾病会影响到关节与人体的"和平共处"。

2. 股骨颈骨折后为什么要治疗骨质疏松?

骨质疏松的危害在于造成骨骼肌肉不能和关节假体长在一起,容易导致关节假体松动或假体周围骨折。应多晒太阳,适量运动,饮食注意钙质的摄入,必要时补充钙剂。有的病人术后天天喝骨头汤,这是误区,实际上平时喝牛奶就已经能够提供足够的钙质了。骨头汤喝多了不一定吸收,还会妨碍脾胃功能,如果要喝,1周一两次即可。

3. 股骨颈骨折后抗骨质疏松用药建议有哪些?

根据中华医学会骨科学分会《骨质疏松骨折诊疗指南》,主要有如下几个要点:①合理使用钙剂,每天钙需要量为 $800\sim1\,200$ mg,骨折后补钙剂量应酌情适当加量。建议分多次服用。②推荐活性维生素 D_3,建议用法为每天 $0.25\sim0.5$ μg,不仅能够增进肠钙吸收,促进骨形成和骨矿化,而且有助于增强肌力,提高神经肌肉协调性,防止跌倒倾向。③降钙素:如鲑鱼降钙素皮下或肌内注射每天 50 IU,鼻喷剂每天 200 IU。能够提高骨密度、改善骨质量、增强骨的生物力学性能、降低椎体骨质疏松骨折发生率,还有止痛作用。④双磷酸盐:如阿仑膦酸钠、利塞膦酸钠、唑来膦酸钠等,可提高腰椎和髋部骨密度,降低骨折风险及再骨折发生率。⑤选择性雌激素受体调节剂:如雷洛昔芬每天 60 mg,在提高骨密度、降低绝经后骨质疏松骨折发生率方面有良好疗效。⑥锶盐:如雷奈酸锶每天 2 g,睡前服用。具有双重作用机制,可提高骨强度、降低椎体及髋部骨折的风险。骨密度检测一般建议间隔时间为 1 年,病情发生变化或为调整治疗方案可半年复查 1

次。过于密集的检查没有必要。

4. 股骨颈骨折髋关节置换术后为什么要进行抗凝治疗?

由于股骨颈骨折髋关节置换手术过程中的关节屈曲、牵拉导致静脉内膜损伤及术后的长时间卧床休息等因素减慢了静脉血流速度,致使术后深静脉血栓发生较多,而致命性肺动脉栓塞又多继发于近段深静脉血栓的发生,成为骨科术后非预期死亡的主要原因。据国外文献统计数据显示,髋关节置换后深静脉血栓发生率高达 42%~57%,致命性肺栓塞发生率达 0.1%~2%。故国内外骨科指南均推荐髋关节置换术后常规抗凝 35 天。抗凝的方法有很多,包括物理抗凝和药物抗凝等。

5. 股骨颈骨折髋关节置换术后的抗凝药物有哪些?

目前,国内最常用的预防深静脉血栓药物是低分子肝素和 Ⅹa 因子抑制剂(如利伐沙班等)。髋关节置换后的抗凝药物可以有效地降低深静脉血栓的发生,疗效确切,出血风险小,足疗程应用对于预防下肢深静脉血栓的疗效和安全性也在大量的文献中得到肯定和推广。

三、 护理指导

1. 股骨颈骨折病人出院后如何进行心理疏导?

术后早期部分病人由于疼痛或怕再次受伤,对功能锻炼往往表现出抵触心理,不遵从医护人员安排,不听家属劝告;而有的病人则急于求成,认为功能锻炼做得越早越多,肢体功能就能越快恢复,于是自行增加锻炼次数、时间及增大幅度;到了后期,有些病人容易产生惰性,不能坚持锻炼。对功能锻炼消极或积极者,要详细耐心地做好宣教、指导,讲解功能锻炼的重要性,锻炼的原则、方法等,使病人明白功能锻炼是一个循序渐进、持之以恒的过程,科学、合理的功能锻炼才有利于肢体功能的恢复进行,对急于求成的病人要告诫他们"欲速则不达"的道理,监督、协助病人做好功能锻炼;做好出院指导,鼓励病人回家后在助行器、拐杖等帮助下循序渐进、坚持锻炼,争取患肢功能早日恢复。

2. 股骨颈骨折病人出院后如何预防压疮发生?

股骨颈骨折多发于老年人。由于年老体弱及牵引,长期不能活动,局部皮肤受压,血液循环障碍,病人臀部、骶尾部很容易发生压疮。预防压疮发生,首先要保持受压部位皮肤干净、干燥。对于大、小便失禁的病人,要勤洗、勤换。夏季出汗较多,要经常擦洗,避免受到汗、尿、粪等的浸渍。另外,建议定时翻身,使用气垫床,通过抬起臀部,可减轻局部受压,促进血液循环。还可以鼓励病人进食富含高蛋白质、高维生素、高热量的食物,这对疾病的恢复及压疮的预防十分有利。

3. 股骨颈骨折病人出院后的生活方式有哪些注意事项?

(1)正确的翻身方法:向术侧翻身时,应伸直术侧髋关节,保持旋转中立位;向健侧翻身时,也应伸直术侧髋关节,两腿之间夹软枕防止髋关节内收引起假体脱位,同时伸直同侧上肢以便用手掌托位髋关节后方,防止髋关节后伸外旋引起假体脱位。

(2)正确的下床方法:病人先保持坐立位移至患侧床边,健腿先离床并使足部着地,患肢外展屈髋离床并使足部着地,再扶助行器站起。上床时,按相反程序进行。

(3)正确的穿袜方法:坐在床沿双足着地,伸直健侧膝关节,术侧髋关节外展外旋,膝关节屈曲,用足跟沿健侧下肢前方向近端滑动,然后适当弯腰,伸直双上肢达到患足穿袜的目的。

(4)正确的上、下楼梯法:在上、下楼梯时,坚持上楼时健侧先上、下楼时术侧先下的原则。

4. 股骨颈骨折病人如何预防坠积性肺炎?

鼓励病人咳嗽、咳痰,间断拍背;在床上做扩胸运动,以增加肺活量;嘱病人多饮水,必要时做雾化吸入,以利于稀释痰液,预防肺部感染。

5. 股骨颈骨折病人如何预防泌尿系感染?

股骨颈骨折病人卧床时间长,容易引发尿路感染,必须加强泌尿道护理。对前列腺肥大者,及时处理尿潴留,防止慢性尿路感染。对留置尿管者,每天用 0.9% 生理盐水冲洗膀胱,每天 2 次,每天更换尿袋,做尿道口护理,每天 2 次,同时鼓励病人多饮水达到冲洗的目的,促进细菌排出,预防泌尿系结石和感染。

6. 股骨颈骨折髋关节置换术后如何预防髋关节脱位?

髋关节脱位是髋关节置换术后严重的并发症。为了防止术后关节脱位的发生,应避免以下情形的发生。手术后 3 个月内防止髋关节屈曲超过 90°,避免下蹲取物和坐在使髋部屈曲超过 90°的矮椅子或低床上。手术后 6 个月内禁做髋内收、内旋,也不要把患腿架在另一条腿上,要注意保存体力,防止继发损伤和劳损。回家后,应按康复程序和要求坚持训练。在训练过程中,应向病人反复强调在以下各种体位时应注意:①侧睡时两腿中间应放 1 个枕头。②坐在床上时,身体不能前弯去拉棉被。③坐位时,脚不能交叉。④不能坐低的椅子、马桶。⑤从椅子上站起时,不能向前弯腰后站起。⑥站立时脚尖不能向内,身体不能前弯到底。

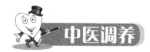

1. 股骨颈骨折如何进行中医治疗?

根据骨折愈合过程,分为 3 期辨证治疗,再根据年龄、体质、损伤程度、损伤部位进行个性组方配药。一般规律是:骨折早期宜破,中期宜和,后期宜补。这种破、和、补的分期治疗就是在治疗骨折的始终必须掌握治伤与扶正的关系。骨折初期是指骨折伤后 1～2 周,常用攻下逐瘀法、行气消瘀法、清热凉血法等,可用活血灵、解毒饮、活血疏肝汤;中期是指骨折伤后 3~4 周,常用和营止痛法、接骨续筋法、舒筋活络法等,如三七接骨丸、养血止痛丸;后期是指骨折 1 个月以后,常用补气养血法、健脾益胃法、补益肝肾法、温经通络法等,如加味益气丸、特制接骨丸。

2. 股骨颈骨折怎么进行中医外治治疗?

外治法是指骨折损伤后的局部用药,如敷、贴、洗、搽、撒、浸、熨等。根据骨折 3 期辨证,一般初、中期以药膏、膏药敷贴,如活血止痛膏,后期以药物熏洗、热熨或涂擦,如展筋丹、展筋酊。

3. 股骨颈骨折的不同时期如何进行调养与食疗?

老年人由于股骨颈部的骨质萎缩、疏松,轻度间接外力即可导致骨折。不少老年人体弱,多同时合并有高血压病、心脏病、哮喘、糖尿病等。伤后又因较长时间的卧床及被动体位,血供差、愈合慢,很容易引起心脑血管疾病、坠积性肺炎、泌尿系统感染、压疮等各种并发症。因此,加强老年股骨颈骨折的护理对预防并发症的发生有重要作用。

(1)骨折后 1~2 周方:制首乌 20 g,黄芪 15 g,红枣 10 个,母鸡肉 200 g,将黄芪、制首乌洗净,用纱布袋封口;红枣(去核)洗净;母鸡肉洗净,切成小块,一起放入砂锅内,加清水适量,武火煮沸后改用文火炖 2 小时,去药袋后调味即可,随量饮用。

(2)骨折后 2~4 周方:母鸡 1 只,当归 20 g,炙黄芪 60 g,调料适量。将当归和黄芪放入布包,母鸡去毛杂、洗净,放入沸水锅内余透,取出,放入凉水内冲洗干净,沥净水分,将当归和黄芪放入鸡腹中,放盆内摆上葱、姜,加鸡清汤、黄酒、胡椒粉等,用湿棉纸将盆口封严,上笼蒸约 2 小时取出(如将鸡放入锅内,文火煨炖,即成归芪炖鸡)。去棉纸及葱、姜、黄芪等,加味精、食盐调味服食。

(3)骨折后 5 周以上方:嫩鸡肉 500 g,枸杞子 90 g,核桃仁 150 g,调料适量。将鸡肉洗净,切丁,加食盐、黄酒、味精、胡椒粉、蛋清、水生粉,调匀上浆。另将食盐、味精、白糖、胡椒粉、鸡汤、麻油、水生粉调成芡汁备用,锅中放猪油烧至五成熟时,下核桃仁,用温火炸透,再将枸杞子倒入,翻炒片刻即起锅沥油。锅中放猪油烧到五成熟时,投鸡丁入锅快速划散,即可盛起。锅内留余油,放大葱、姜、蒜,稍炒,再投鸡丁,接着将芡汁倒入速炒,随即投核桃仁和枸杞子,炒匀即可食用。

4. 股骨颈骨折后中医饮食调理的作用是什么?

中医食疗是在中医药理论指导下所进行的辨证施食,中医学从整体来探索生命活动的规律,在分析病症的病理机制时,首先着眼于整体,着眼于局部病变所引起的整体病理反应,把局部病理变化与整体病理反应统一起来。老年下肢骨折病人长期卧床,肝肾亏虚,筋骨不得濡养,脾失健运,使气血无以化生,筋骨无以滋养,均可引起骨折的延迟愈合或不愈合。因此,根据老年人的特点,根据骨折的不同时期,进行辨证施食,能促进骨折愈合,对病人早日康复起着至关重要的作用。

5. 股骨颈骨折后不同时期怎么辨证饮食?

骨折初期(1～2周):骨折初期多数为实证,因血经受损,血行不畅,加之卧床,而又致血瘀气滞,而表现为腹胀、便秘。此期应以活血化瘀,理气止痛,润肠通便为主。饮食可用米粥、核桃仁、芝麻、蜂蜜、大枣、山楂、萝卜汤、新鲜蔬菜、香蕉、葱、韭菜等。

骨折中期(3～4周):中期肿胀基本消退,此期应以健脾和胃,调和营血、续筋接骨为主。可进食牛奶、鸡蛋、瘦肉、鱼、虾、白术、山药、党参、糯米粥、骨碎补粥,也可加合欢皮同煮粥,以增强舒筋活血,解郁安神之功。

骨折后期(1个月以后):骨折后期多为虚证,久病必虚,虚则补之,宜以滋补肝肾,补益气血,强筋壮骨为主。可食用动物肝脏、瘦肉、桂圆、黑白木耳、枸杞、阿胶、猪骨、鸡等。猪骨和鸡用文火久炖,为增强补益气血之力,可加黄芪 30 g,当归 12 g 同煮。以上饮食应根据食物的性味,营养成分,制成适合病人口味且易于消化吸

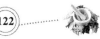

收的食物,还应根据病人的病情及食量大小,以少食多餐为宜。

6. 股骨颈骨折后出现便秘可以按摩哪些穴位缓解?

股骨颈骨折后,病人需要长期卧床。长期卧床会导致便秘,长期便秘容易使得毒素通过大肠进入身体,影响健康。以下介绍几个治疗便秘的穴位。

(1)腰奇穴:腰奇穴不在身体的经络上,属于经外奇穴之一,主治癫痫、头痛、失眠、便秘、痔疮等。腰奇穴在骶部尾骨端直上 2 寸,骶角之间凹陷的地方。取穴时,顺着脊柱向下,尾骨端往上 3 个横指的地方凹陷处就是。按摩的时候分双手,左右手各以中指指腹揉按 1~3 分钟即可。

(2)长强穴:长强穴位于调节阳经气血的督脉,有宁神镇惊,通便消痔的作用,是治疗便秘、痔疮的首选穴位。此穴在尾骨下方,尾骨端与肛门连线中点处。按摩的时候,正坐,上半身前倾,以一只手伸到臀后,中指用力揉按长强穴 1~3 分钟即可,早晚各 1 次。除了能主治便秘、痔疮,经常揉按长强穴对腹泻、脱肛、阴囊潮湿、阴道瘙痒等都有疗效。

(3)肓俞穴:肓俞穴位于足少阴肾经,肾经之气由此贯注中焦,长按此穴可以帮助理气止痛,润肠通便。此穴的位置在腹部中部,肚脐中央旁开 0.5 寸,找的时候仰卧,肚脐旁边半个横指的位置就是肓俞穴。按摩时以拇指指腹自上而下的推揉肓俞穴 3~5 分钟,可以治疗腹痛、腹泻、痢疾、便秘、月经不调等。

(4)大肠俞:大肠俞同样位于足太阳膀胱经,是大肠之气转输后背体表的部位,常按此穴可以帮助理气降逆,调和肠胃。大肠俞穴位于腰部第四腰椎棘突下,后正中线旁开 1.5 寸处,取穴时以两侧髂嵴连线与脊柱交点下,旁开 2 横指就是。按的时候用拇指指端往里向下叩按,以小腹舒适为宜,可以治疗腹痛、腹胀、痢疾、便秘等症状。

(5)天枢穴:天枢穴位于足阳明胃经,穴位平脐,犹如天地之枢纽,因而叫天枢穴,位置就在腹部,横平脐中,前正中线旁开2寸的位置。此穴可以理气调畅,调经止痛。找穴位的时候以肚脐旁开3横指处,按压有酸胀感觉的地方就是。以食指和中指稍用力按揉天枢穴2分钟左右,就可以对消化不良、胃胀、腹泻、便秘、月经不调等有很好的治疗作用。

7. 股骨颈骨折病人出院后饮水太少有什么危害?

卧床的骨折病人,尤其是脊柱、骨盆及下肢骨折病人,行动十分不便,因此应尽量少饮水,以减少小便次数,这样做是不适宜的。卧床病人活动少,肠蠕动减弱,再加上饮水减少,就很容易引起大便秘结,小便潴留,也容易诱发尿路结石和泌尿系感染。所以,卧床骨折病人需适当饮水。

8. 股骨颈骨折病人需要长期服中药,如三七片吗?

骨折初期,局部发生内出血,积血瘀滞,出现肿胀、疼痛,此时服用三七片能收缩局部血管,缩短凝血时间,增加凝血酶,非常恰当。但骨折整复1周以后,出血已停,被损组织开始修复,而修复必须有大量的血液供应,若继续服用三七片,局部的血管处于收缩状态,血液运行就不畅,对骨折愈合不利。

（钱　光）

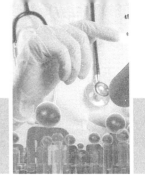

第九章
腰椎间盘突出症

腰椎间盘突出症(简称腰突症)是严重危害人类健康,妨碍正常生活、工作的一种常见病和多发病。随着人们的工作方式、生活方式的不断改变,腰椎间盘突出症的发病率呈逐年上升趋势,且日益年轻化。青壮年的劳动强度大,特别是腰部用力、反复屈伸转动的动作,增加了腰伤机会,故本病多见于20～40岁青壮年,约占80%。腰椎承受整个躯干、头颅及上肢重量,故腰椎间盘突出症发生在下腰椎者多见,以腰4～腰5、腰5～骶1发病率最高,约占95%。男性的劳动强度比女性大,故本病多见于男性。

腰椎间盘突出症病人一般有长期久坐或久站的工作经历,或是从事高强度、大负重的工作,或是在日常生活中有过腰部扭伤、摔伤的病史,或是经常处在寒冷、潮湿的环境中。另外,产前、产后和更年期是女性腰椎间盘突出症的好发时期;因吸烟、支气管炎等各种原因导致的慢性咳嗽也可成为腰椎间盘突出症的诱发因素。

腰椎间盘突出症的治疗方式包括非手术治疗和手术治疗:①腰突症的非手术治疗包括:卧床休养、牵引、理疗、按摩和药物治疗等。②腰椎间盘突出症的手术治疗包括:传统手术治疗和微创治疗。腰椎间盘突出症的治疗也随着对疾病的认识不断地深入,提出了阶梯式治疗的综合方案。由保守治疗到手术治疗,开放治疗到微创治疗,阶段融合治疗到动态固定,都凸现了因椎间盘病变的程度各异,而采取的治疗方法不同。而治疗效果不仅仅取决于医生单方面,术后的康复及功能锻炼也起着重要的作用,这些对于医患双方来说都要有一个清晰的认识。

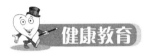

一、饮食指导

1. 腰椎间盘突出症病人手术后怎么选择饮食?

蛋白质是形成肌肉、韧带、骨骼必不可少的营养素。腰椎间盘突出症病人在手术前要注意适当补充蛋白质,每天摄入蛋白质的量可达 100～150 g。尽量选择优质的食物,如奶及奶制品(年纪大的病人最好选用脱脂鲜奶或奶粉)、蛋类、大豆粉、动物的肝肾、瘦肉、鱼、鸡肉、酸奶等。手术后前 3 天禁食辛辣及含糖较高的食物,多食含粗纤维的新鲜蔬菜(如芹菜、木耳、竹笋等)、水果(如苹果、香蕉等),3 天后进高蛋白、高热量、高维生素易消化的饮食。如果术中失血过多,饮食中可适当加一点动物内脏、血制品及豆腐等。少量多餐。

2. 腰椎间盘突出症病人平时怎样按照中医证型配合中药饮食调理?

腰椎间盘突出症病人可适当食用甲鱼、猪腰及核桃、腰果等坚果类食物。按照中医证型配合中药饮食调理,如肾阳虚衰型,宜食羊肉、狗肉、鸡煲红枣、淮山、桂圆、牛膝、川芎等温补肾阳,温阳通痹。气滞血瘀型,宜食田七青蛙汤,木耳、金针蒸瘦肉等行气活血,通络止痛。寒湿痹阻型,宜食羊肉炖生姜、当归温经散寒,祛湿通络。肝肾阴虚型,宜食绿豆、百合、沙参、冰糖炖银耳,或海参、白鸽、甲鱼、蜂房等滋阴补肾,强筋壮骨。

3. 腰椎间盘突出症病人平时为什么要补充钙、镁、锌等?

骨科专家建议,腰椎间盘突出症病人要保持营养平衡,特别是要含有钙、蛋白质、维生素B族、维生素C、维生素E,这些营养素是不可缺少的。钙是骨的主要成分,所以要充分摄取。成长期自不必说,成年以后,骨也要不断进行新陈代谢。另外,钙还有使精神安定的作用,可以起到缓解腰椎间盘突出症发病时疼痛的作用。

4. 腰椎间盘突出症病人的日常饮食有哪些禁忌?

腰椎间盘突出症的饮食首先要忌高脂肪、油炸、硬质食物,因为这些食物不利于消化,影响疾病恢复。忌辛辣刺激之物,如辣椒、辣酱、辣油、芥末、榨菜、咖喱、韭菜、大蒜等,辛辣刺激之物可使症状加重。烟、酒、茶和咖啡也是腰椎间盘突出症病人的饮食禁忌之一。病人如有烟、酒嗜好应及时戒掉,以利早日康复。此外,还要注意忌腥膻之物,如黑鱼、鲤鱼、鲫鱼、鲸鱼、海虾、带鱼、淡菜、乌贼鱼等。

二、运动指导

1. 腰椎间盘突出症病人在急性期必须卧床吗?

急性期应以卧床休息为主(图9-1),因为卧床休息可以减轻炎症、避免损伤加重,同时要注意,床铺不宜过软。一般绝对卧床休息的时间最好不要超过1周。长期卧床可造成肌肉萎缩、心血管疾病,以及骨质疏松等。症状改善后,应尽可能进行一些简单的日常生活活动。同时,要注意保持正确的活动姿势或动作,活动时可以佩戴腰围(图9-2)。

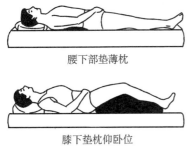

腰下部垫薄枕

膝下垫枕仰卧位

图 9 - 1 卧床的姿势

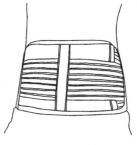

图 9 - 2 佩戴腰围

2. 运动疗法对腰突症病人可以起到什么作用?

运动疗法的作用有维持病人的正常脊柱形态,提高腰背肌力量,增强椎体周围韧带弹性等。合理的腰背肌锻炼有巩固腰椎间盘突出症治疗的疗效和预防复发的作用,并且也预防因卧床而引起的肌力下降。

3. 怎样进行合理的运动训练?

运动疗法多应在疼痛改善后的缓解期进行。运动疗法以腰腹肌训练为核心,循序渐进,训练时注意避免腰椎过度屈曲或过伸。一般每天 2～3 组,每组 10～15 次,每次持续 5～10 秒。常用的训练有 3 种:①半桥训练:仰卧位,以头和双足为支撑点,使得臀部抬离床面。力量不足时,还可辅以双手支撑(图 9 - 3)。②背飞训练:俯卧位,以腹部为支撑点,上肢背与身后、胸和双下肢同时抬起离床,形如飞燕,也称为"飞燕式"(图 9 - 4)。③后伸训练:俯卧位,双下肢自然伸直,交替向上尽力抬起。另外可配合悬吊术(图 9 - 5)和关节松动术(图 9 - 6)提高训练疗效。

4. 什么是麦肯基疗法,可以用来缓解腰部疼痛吗?

麦肯基疗法是一种已被多国医学实践证明非常有效的自我防治颈腰痛的方法。研究证明,在腰椎间盘突出症病人中有明显的治疗效果和较好的依从性。针对腰椎间盘突出症麦肯基强调反向伸展腰椎的动作,其目的在于恢复腰椎的正常生理曲度,促进向后

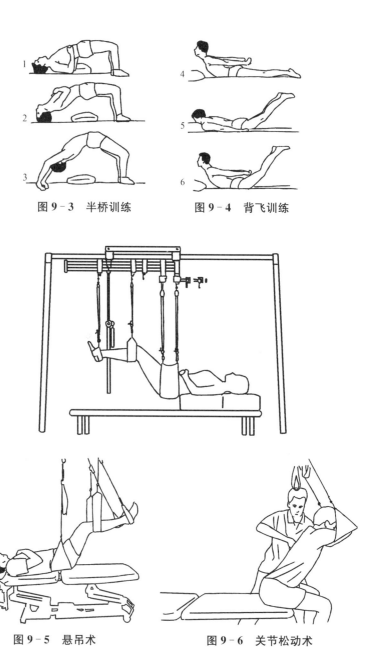

图 9-3　半桥训练

图 9-4　背飞训练

图 9-5　悬吊术

图 9-6　关节松动术

突出的髓核回纳,减轻神经根的压迫,从而改善相关症状。

三、用药指导

1. 腰椎间盘突出症常用的药物有哪些? 怎样选择?

必须明确的是,腰椎间盘突出症的治疗不是以药物治疗作为首选,首选是休息和物理治疗。如果有疼痛或者麻木症状,可以给予药物治疗,包括:①非甾体类消炎止痛药,如双氯芬酸、西乐葆等,但不建议长期应用。如果疼痛不影响活动和睡眠,建议不要吃药。②肌肉松弛的药物,如盐酸乙哌立松片等,可以缓解腰背肌的痉挛和紧张度。③急性期可以使用脱水剂:如甘露醇等。④对腰痛伴有持续性腰肌紧张的病人,可应用肌肉松弛剂,如氯唑沙宗、盐酸乙哌立松片、巴氯芬等。

对腰腿痛严重影响睡眠并且精神焦虑者,可应用镇静及抗焦虑药物,如地西泮、多虑平等,该类药物与非甾体消炎镇痛药合用可加强镇痛效果。对处于急性期因脊神经根水肿,引起下肢剧烈疼痛,可口服糖皮质激素类药物,如地塞米松等,以消除神经根水肿。此外,弥可保、维生素 B_1、维生素 B_{12}、谷维素等神经营养药对神经损伤有一定恢复作用,也常在一些复方中使用。

2. 治疗腰椎间盘突出症的药物使用时有哪些注意事项?

口服非甾体类消炎止痛药时,要注意胃肠道和心血管反应,必要时加服胃肠道保护药物,如奥美拉唑等。不主张长期使用激素类药物,因为不良反应较多。从治疗的角度看,腰椎间盘突出症没有特效药,首要的是依赖于科学的生活习惯,想靠药把腰椎间盘突出症"吃好"的想法是不现实的。

3. 腰椎间盘突出症治疗过程中服用消炎镇痛药物有什么不良反应? 怎么减轻药物不良反应?

在腰椎间盘突出症的治疗过程中,镇痛药物中应用最多的是各种非甾体消炎镇痛药,如吲哚美辛(消炎痛)、双氯芬酸、芬必得、英太青、西乐葆等。这些药物常见的不良反应有胃肠道反应,其次是对造血系统、肾脏、肝脏有不同程度的毒性反应和变态反应。因其作用出现时间、持续时间、药效强度等不同,应根据实际需要个体化选择,常用于腰椎间盘突出症的急性期,慢性期效果减弱。为了减轻药物对胃肠道的损害、延长其作用时间,可选用肠溶剂、缓释剂、药物前体等制剂。

四、护理指导

1. 怎么做好腰椎间盘突出症病人术前、术后的心理调适?

有的病人对病情特点缺乏了解,认为病情会逐步加重,引起瘫痪,或者害怕手术引起死亡或瘫痪。引起这种顾虑的主要原因来自两方面:一是病人对病情缺乏了解,认为神经受到压迫必然引起瘫痪。其实只有中央型巨大突出才可能引起下肢瘫痪,而且占的比例极小,一般的腰椎间盘突出症并不会引起瘫痪。而且即使发生瘫痪,只要立即手术,就可以完全恢复健康。二是有一些错误的宣传有意无意地夸大了腰椎间盘突出症的严重预后或手术治疗的危险性,使病人思想负担加重。对于这部分病人,应当帮助病人对自己和疾病有一个概括的了解,掌握本病的基本知识,能配合治疗及护理。

腰椎间盘切除手术至今已有60多年历史,经过反复改进,已经成熟定型,操作有一定规程,积累了丰富的经验,因而比较安全。手术如同坐汽车、乘飞机,尽管不能绝对排除车祸和空难的可能,但人们并不因此而不坐汽车、不乘飞机。

个别病人由于反复发作,迁延日久,家人不能以此埋怨、挖苦,应该更加体贴、关心病人,使病人心理上得以慰藉,树立战胜疾病的信心,有利于疾病的康复和精神健康。

2. 腰椎间盘突出症病人术后如果发生便秘或尿潴留怎么办?

首先,要了解发生尿潴留或便秘的原因。其次,要创造良好的排便环境,可以听流水声及用温水冲洗会阴部,也可以用温毛巾按摩下腹部,必要时穴位按摩帮助排尿或导尿解除尿潴留。术后3天禁食辛辣及含糖较高的食物,多食含粗纤维蔬菜、水果,按结肠走向按摩腹部,必要时用缓泻剂灌肠解除便秘。

3. 腰椎间盘突出症病人手术后应采取怎样的体位?

病人术后绝对平卧硬板床4~6小时,如感觉恶心、呕吐,应将头偏向一侧,避免呕吐物误吸入气道造成窒息。限制病人的腰部活动。24小时内由他人协助予轴线翻身,每2小时轴线翻身1次,不宜自行强力扭转翻身,以保证腰部的筋膜、韧带、肌肉的良好愈合,避免损伤软组织。24小时后,病人可自行翻身,体位以仰卧位为宜,保持腰背部的生理曲度,腰部垫1个软枕。手术后3天,给予腰围在床上活动,如行仰卧抬脚、空中蹬车活动,以防止神经根粘连,注意避免急扭转及弯腰等动作。

4. 腰椎间盘突出症病人术后下床应注意什么?

腰椎间盘突出症病人手术后在充分卧床休息的条件下,可在适宜的腰围保护下,下地进行轻度活动。但下床时,应先仰卧位戴好腰围后,再向健侧或较轻一侧侧卧,同时屈髋、膝关节,由他人扶起坐于床边,待无头晕、眼花等不适症状再下地行走,避免体位性低血压的发生。

5. 腰椎间盘突出症手术治疗后为什么会复发、再发?

腰椎间盘切除术后,经6个月或更长时间无症状期或明显缓解期的同一椎间隙残余椎间盘再次突出并导致腰腿疼痛等症状者,临床上称为腰椎间盘突出症复发、再发。分析其原因,可与手术节段椎间盘再突出、邻近节段腰椎间盘突出、硬膜外纤维化、局部蛛网膜炎、椎间小关节炎、继发椎管狭窄、腰椎不稳等相关。

腰椎间盘突出症病人的性别、年龄、体重、腰椎间盘退变程度、腰椎间高度、腰椎间活动度、术前突出节段、突出类型、手术操作技术、术后制动时间、康复锻炼、术后活动量、外伤、工作类型、疾病、吸烟等因素,与腰椎间盘突出症复发、再发之间存在不同程度的相关性。同一病人可能有数种危险因素共存,并相互作用、共同影响腰椎间盘突出症复发、再发。此时,应该寻求脊柱外科医师,对腰椎间盘突出症手术切除病人的基本情况进行综合评价,寻找其腰椎间盘突出症复发、再发的相关因素;严格掌握手术适应证,选择最适宜的手术方式;术后根据病人具体情况,进行合理的局部制动,并早期开展适宜的康复锻炼;积极处理病人的基础疾病;在病人及其家属中广泛开展腰椎间盘突出症复发、再发相关因素的宣传教育,增强病人的自我防范意识,注意活动(劳动)强度,提高病人控制基础疾病的依从性,克服不良生活习惯,从而有效地降低腰椎间盘突出症复发、再发发生率。

6. 游泳对预防腰椎间盘突出症有好处吗?

游泳对预防腰椎间盘突出症、治疗腰肌劳损、缓解腰痛有着很好的作用。水的浮力可使椎间盘的压力明显减小,在水中运动时受到水的阻力,动作变得缓慢,关节和肌肉不会受到强制性的牵拉,但需要相当强的肌肉力量。因此,每个细小的动作都可以锻炼肌肉,使肌力逐渐增强。

游泳的运动量与运动强度可大可小,速度可快可慢,游泳的距离也要循序渐进。病人应按照自己的身体情况适当进行选择。一般来说,老年病人游泳不能过于频繁,每次游泳应以 1 小时为限,20~40 岁的人每次不要超过 2 小时,儿童只要 30 分钟就足够了。另外,游泳运动和陆地运动不同,能量消耗很大,若入水前没有做好准备活动,一时适应不了水中环境或是游泳时间过长,很容易出现一些危险的情况,如头痛、头晕、头胀、抽筋、腹痛、腹胀、恶心、呕吐等。为避免这些情况发生,建议空腹和饭后都不要游泳。在游泳的过程中,一旦出现危险情况要及时上岸。老年病人去游泳时最好在家人的陪同下进行,以免发生意外。

对于腰椎间盘突出症病人,只要有毅力,持之以恒进行游泳锻炼,就一定能够达到强身健体的目的。

7. 倒走可以预防腰椎间盘突出症吗?

由于工作负荷过重,且缺乏保健意识,不少年轻人患了腰椎间盘退行性改变,整日被腰酸背痛所困扰。目前,进行腰部绕环运动及倒步走,对治疗和预防腰部疼痛疗效较好。倒步走可治腰椎病,是目前国际上推行的一种运动治疗腰椎疾病方法。倒步走时,两腿交替向后迈步,增强了大腿后肌群和腰背部肌群的力量,可使腰部韧带的弹性增强,使骨骼、肌肉、韧带的功能得到恢复、腰椎的稳定性增强,能使腰椎疼痛减轻,甚至消失。倒步走可治腰椎病,但需要提醒的是,倒步走时,人对空间的知觉能力明显下降,容易摔倒,因此步速不宜太快,力求走得稳,两眼要平视后下方以便掌握方向。倒步走现在已广泛用于健身,它还适于腰伤、腰部肌肉疼痛和小脑平衡能力差的人。倒步走疗法动作简单,容易掌握,不论年龄大小都可以进行锻炼,锻炼时要循序渐进。

8. 加强腰背肌功能锻炼可以预防腰椎间盘突出症吗?

导致腰椎间盘劳损的因素主要有肥胖、运动减少、过度用腰超过腰肌的自我代偿能力、长时间不正确的坐姿,以及急性损伤后未能及时痊愈后再次发生新的损伤辗转后逐渐演变形成。腰背肌功能锻炼可以改善局部血液循环,减轻和消除椎间盘周围软组织的水肿,延缓和防止腰椎间盘突出。以下 6 种腰背肌功能锻炼方法可预防腰椎间盘突出。

(1)飞燕点水:病人俯卧位,上肢伸直靠在身旁,头部和肩部带动上肢向后上方抬起,下肢直腿向后上方抬高,做飞燕点水动作,反复 10～20 次。

(2)直腿抬高:病人仰卧位,双腿伸直,两手放在体侧,做直腿抬起动作,缓慢增加腿抬高角度。每次 10～20 次。需要注意的是,直腿抬高时,应根据自己承受力进行,如感觉疼痛应及时停止动作。

(3)仰卧拱桥:病人仰卧位,双手叉腰作为支撑点,两腿屈膝90°,脚掌放床上,以头后枕部及两肘支持上半身,两脚支持下半身,成半拱桥形,挺起躯干。当挺起躯干架桥时,膝部稍向两边分开,动作反复做 10～20 次。

(4)太空车:病人仰卧位,双手放在腰部,双下肢蹬空做踩脚踏车状,持续时间根据自身状况而定。最好有人陪伴锻炼,以防出现意外。

(5)抱膝触胸:病人仰卧位,双膝屈曲,双手抱住膝部,尽量靠近胸部,然后放下,可反复 30 次。

(6)抬臀锻炼:病人平卧位,双膝弯曲放在床上,用力抬起臀部,离开床面约 10 cm,坚持 5 秒放下,反复 10 次。

五、康复理疗

1. 为什么术后腿痛消失而腰痛持续存在?

部分病人术后腿痛消失而腰痛持续存在,腰椎功能性运动 X 线片显示,有明显的脊柱异常活动。在行腰椎间盘切除术的一部分病人中,坐骨神经痛消失而腰痛持续存在,其中一些原因是由于腰椎不稳,表现在腰椎前屈时出现异常活动。所以腰痛症状严重的病人,在功能性运动腰椎摄片时,有明显脊柱异常活动的病人,应行脊柱融合术,解决脊柱不稳定所致的腰痛。

2. 腰椎间盘突出症康复治疗的方法有哪些?

腰椎间盘突出症病人在不符合手术指征时,可选择保守治疗,包括康复治疗和推拿、针灸等。其中康复治疗的措施包括急性期(1 周内)休息、腰椎牵引、理疗(封闭)、运动疗法等。

3. 腰椎间盘突出症有哪些常用的理疗方法? 其作用是什么?

腰椎间盘突出症常用的理疗措施包括超短波、微波,低、中频脉冲电疗法,直流电离子导入疗法,红外线照射疗法等。每天 1次,15~20 次为 1 个疗程。对于不同类型的腰椎间盘突出症常选择不同理疗措施。物理治疗的目的主要在于缓解各类疼痛及改善患处局部的微循环,并可起到消除水肿和减轻肌肉软组织痉挛等作用,这也是目前临床上常用的一种治疗腰椎间盘突出症的辅助治疗方法。

4. 什么是腰椎牵引? 常用的腰椎牵引的方法有哪些?

腰椎牵引(图 9-7)就是对人体沿着腰椎方向通过外界施加牵引力,缓解腰背部肌肉痉挛,在一定程度上缓解腰腿痛症状。腰椎牵引可以使病变椎间隙增宽,从而促进突出物回缩,减轻突出物的机械性压迫所致的神经根缺血。此外,通过腰椎牵引可以松解粘连的神经根,并可使椎间孔和椎管容积增大,缓解神经根炎性水肿,从而达到治疗目的。

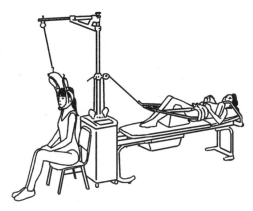

图 9-7　腰椎牵引

常用的腰椎牵引方法 2 种。①静态或恒定牵引:应用稳定的力量并持续一段时间的牵引方法,包括持久牵引(保持数小时至数天,一般>24 小时)和持续牵引(保持数分钟至数小时,一般为 30分钟)。②间歇牵引:牵引重量根据设定的时间节律性的施加或

放松。目前,临床上以骨盆持续牵引多见。牵引重量根据病人的感觉而进行适当调整,一般在 7～15 kg,每天 1～2 次,每次 20～30 分钟,持续 2 周～3 个月。孕妇及患有严重心、脑血管疾病的病人禁止使用此法。

5. 持续牵引与间歇牵引的作用有什么差别?

(1)持续牵引:牵引的主要目的并非是去影响椎间隙,而是使软组织获得适度的牵张,以此产生放松和制动效应;缓解肌肉痉挛,因此,牵引力量可 <25% 的体重。时间可根据病情的严重程度和医生所要达到的治疗目的而定。一般需要较长的牵引时间,以使病人病变局部获得休息,并逐步缓解肌肉紧张。

(2)间歇牵引:牵引过程中柔和、节律性的牵拉-放松活动,类似健康的运动锻炼;可缓解由于退行性疾患时周围纤维组织变化导致的疼痛症状。

6. 热敷对腰椎间盘突出症的预防有效吗?

热敷可以使病人肌肉放松,还有舒张血管的效果。从中医角度讲,热敷还有消肿、止痛等功效。由此可见,热敷治疗对于一些较轻微的腰椎退变、轻度椎间盘突出是有一定帮助的。但如果在生活中不能注意身体姿势和睡眠的床铺等条件,就算是进行热敷,效果也会打折扣,甚至是无效。腰椎间盘突出症的预防措施中热敷疗法并不是绝对的,需要在养成良好的日常工作和生活习惯的情况下,再进行适当的热敷,才能达到较好的效果。

7. 病人手术痊愈出院后,使用腰围可以避免腰椎间盘突出症复发吗?

许多腰椎间盘突出症病人卧床、牵引和痊愈出院后,医生总是要求病人佩戴腰围。那么,佩戴腰围对防治腰椎间盘突出症有什么作用呢?

腰围对腰椎疾病的病人具有十分重要的作用。它使用简便,对腰椎具有良好的支撑、制动及保护作用。一般来说,在腰痛的急性期,及腰椎病人在劳动和外出时可以佩戴腰围。但是腰围使用的时间要注意,不能 24 小时都带着腰围,如果腰部肌肉长期不运动,肌肉就会萎缩,这样反而会加重腰椎疾病。腰椎微创手术后,一般在 3 个月以内外出及起来活动时都应该佩戴腰围,以起到保护作用,同时应该辅以腰背肌锻炼,以免造成腰肌失用性萎缩。

8. 腰椎间盘突出症病人出院后怎么正确使用腰围?

(1)腰围的规格要与自身腰的长度、周经适应,上缘达肋下缘,下缘至臀裂。应避免佩戴过窄、过短的腰围。

(2)佩戴时间上,症状较重时,应经常使用;较轻时,可在外出时或端坐较久时佩戴。在睡眠或卧床休息解除。

(3)佩戴腰围后仍要避免过度活动。

(4)在使用腰围期间,逐渐增加腰背肌锻炼,以防止和减轻腰肌的萎缩。

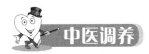

1. 中医是怎样认识腰椎间盘突出症的?

腰椎间盘突出症相当于中医"腰痛""肾痛""腰腿痛""痹症"的范畴。中医认为,腰椎间盘突出症是经络气血瘀滞、筋骨失养,血气不通而引起的,多累及督脉和循行于下肢的经脉等。此外,中医认为"腰为肾之外府",腰与肾之间的关系密切,肾气充盈则腰强壮,肾气不足容易发生腰痛。腰的任何病变均为肾的外在表现。若病人肾气亏虚,则其腰枢不利,常常感到腰部酸痛、空痛或隐隐作痛,这些均为肾虚在腰府的反映。因此,腰椎间盘突出症发病可以认为是肾虚至某一程度,在某些诱因,如受寒、负重、打喷嚏、咳嗽等作用下致使气血瘀阻、经络不通而出现的症状。

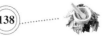

2. 腰椎间盘突出症的中医证候分类有哪些?

根据腰椎间盘突出症的发病原因和症状表现,中医证候一般分为以下 4 类:

(1)血瘀证:腰腿痛如刺,痛有定处,日轻夜重,腰部僵硬,俯仰旋转受限,痛处拒按。舌质暗紫或有瘀斑,脉弦紧或涩。

(2)寒湿证:腰腿冷痛重着,转侧不利,静卧痛不减,受寒及阴雨加重,肢体发凉。舌质淡,苔白或腻,脉沉紧或濡缓。

(3)湿热证:腰部疼痛,腿软无力,痛处伴有热感,遇热或雨天加重,稍微活动后痛减,恶热,口渴,小便短赤。苔黄腻,脉濡数或弦数。

(4)肝肾亏虚:偏阳虚阳者面色白,手足不温,少气懒言,腿膝乏力,劳累更甚,卧则减轻。偏阴虚者面色潮红,倦怠乏力,口渴,心烦失眠,多梦或有遗精,妇女带下色黄、味臭,舌红少苔,脉细数。

3. 腰椎间盘突出症的中医治疗原则是什么?

中医治疗腰椎间盘突出症初期宜疏通经络,活血祛瘀,行气止痛。后期宜补益肾精,强筋壮骨。中医认为"不通则痛"。在腰椎间盘突出症的急性发作期,痛为主要矛盾,故在临床上,应以缓解疼痛为主;治宜行气血,破瘀阻,通经络,经络通畅则腰痛自愈;在疼痛缓解期,则应以补益肾精为主。腰椎间盘突出症以肾气亏虚为致病根源,正因为肾虚,才导致"闪腰"的发生;也正因为肾虚,才使得腰椎间盘突出症经常反复发作。所以说,补益肾精是治疗和避免腰椎间盘突出症复发的根本。

4. 中医治疗腰椎间盘突出症的方法有哪些?

中医治疗腰椎间盘突出症的方法多种多样。一般分为内治法和外治法,内治法主要应用中草药或成药内服治疗;外治法则包括针灸治疗、推拿治疗、拔罐治疗、药物外敷和埋线治疗等。

5. 怎么用中药内服治疗腰椎间盘突出症?

①对于瘀血腰痛可以采用活血化瘀、理气止痛的治疗方法,常

用中药有当归、没药、田三七、川芎等。②寒湿腰痛采用祛风散寒，化湿通络，中药可以用独活寄生汤加减。药物主要组成有独活、细辛、防风、挂心、秦艽、茯苓、当归、芍药、川芎、甘草、桑寄生、杜仲、牛膝。③湿热腰痛可以采用清热利湿的方法，一般以加味二妙散为主方，由黄柏、苍术、防己、当归、牛膝等组成。④肾虚腰痛则采用补肾壮腰的方式治疗，可以选用六味地黄丸，方剂组成包括熟地、山药、山萸肉、构祀子、杜仲、菟丝子、附子、肉桂、当归、鹿角胶等。

6. 怎么用中药外敷法治疗腰椎间盘突出症？

中药外敷治疗腰椎间盘突出症一般选用祛风通络，活血止痛，温经散寒等中草药。首先将药物置于布袋内，扎紧袋口，放入锅内，加清水浸没布袋，煮沸后待用。然后将 2 块毛巾重叠折成长条形置于煮沸的药锅内，将毛巾浸透后拧干，敷于患处，待温度下降后，即用另一块热毛巾替换，更换 2～3 次即可。

热敷药方：当归尾、桑枝、桂枝、乳香、没药各 9 g，络石藤、海风藤、鸡血藤、附片各 15 g，伸筋草 20 g，香樟木 30 g。

7. 腰椎间盘突出症的常用中成药物有哪些？怎么选用？

腰椎间盘突出症常用的中成药有人参养营丸、壮腰健肾丸、补腰杜仲精、金匮肾气丸、六味地黄丸等，具有壮腰强骨、养血荣筋的作用，可用于腰椎间盘突出症早期治疗或预防。

云南白药、三七片、七厘散、跌打丸、元胡止痛片、腰痛宁等，具有行气活血、消炎止痛之作用，可用于腰椎间盘突出症急性期或缓解期治疗。

大活络丹、追风透骨丸、四虫片、风湿液、天麻丸、木瓜丸、通痹片、伸筋丹、腰腿痛丸等，具有温经散寒、舒筋通络之作用，可用于本病的后期治疗。

8. 腰椎间盘突出症常用外用药物有哪些？怎样选用？

腰椎间盘突出症的常用外用药物包括膏贴类、熏蒸类和敷擦类药物。

（1）膏贴类：可根据病情的不同证型，选择相应药物配制成方，然后将药物共为细末，加入饴糖、蜂蜜、凡士林等相应赋型剂，调制成膏备用，或直接选用市售各种相应膏贴药品。如镇法膏、东方活血膏、麝香壮骨膏、代温灸膏等。使用时，应首选与病情对症者，其次了解药物是否会对皮肤产生过敏反应。对于患部皮肤有感染、皮肤病、创口者，或孕妇，一般不宜膏贴治疗，尤其是腰骶部。

（2）熏蒸类：中药熏蒸可改善局部血液循环，解除肌肉痉挛，起到活血化瘀、祛肾强筋、疏通经络、消炎止痛、促进功能恢复的作用。较常的有以下 2 种。

1）中药袋熏蒸：成分有红花、乳香、没药、木瓜、防风、生草乌、生川乌、干姜、细辛各 30 g，马钱子 10 g。用法：上诸药物碾碎，装入布袋放入锅中蒸 30 分钟后取出，放于腰部和臀部热敷，温度以能耐受为度。药凉后取下，每天 1 次，每剂用 20～30 天。

2）中药熏洗：成分有生草乌、生川乌、透骨草、羌活、独活、红花、五加皮、细辛各 30 g。用法：上述药物煎后放入浴盆，加热水熏洗患腰腿，以全身出汗为宜，每天 1 次，每次 30 分钟。

（3）敷擦类：此类药物多选用活血止痛、温经散寒之品制成，如热敷灵、坎离砂等，系将药物为末置入特定装置中，以供局部外用，通过发热效应改善局部血液循环或止痛。红花油、水杨酸甲酯等可直接涂于病人相应部位，可配合用手反复摩擦，以加强其作用发挥。此外，可利用内服汤剂煎过的药渣，用布包裹后置于患处进行祛湿热敷，效果很好，但应防止烫伤。也可将生草乌、生川乌、马钱子、红花、樟脑、乳午、没药、独活、田七、牡蛎、透骨草等量来末，用 75％乙醇调敷于患处，使用时可先施 0.2 g 麝香于表层，一般每次可持续治疗 2 小时左右，止痛效果非常明显。

9. 腰椎间盘突出症的药膳有哪些？

（1）枸杞子杜仲炒腰花：枸杞子 10 g，杜仲 20 g，猪腰 250 g。

将杜仲切丝与枸杞子一并放入锅中,加水煎煮 30 分钟后取浓汁 100 ml。将浓汁与炸好的腰花倒入锅中翻炒。常食可补肾气,强腰膝,壮筋骨。

(2)附子炖狗肉:制附子 10 g,狗肉 500 g。将制附子切片,装入纱布袋中,扎紧袋口后入锅煮 30 分钟,再加入狗肉块用小火炖熟后即可服食。常食可温阳通经,散寒止痛。

(3)老鳖炖猪骨髓:将老鳖肉块与猪骨髓同入锅中,先用大火煮沸,撇去浮沫,再改用小火炖熟烂后即可。常食可滋补肾阴,健骨强腰。

10. 腰椎间盘突出症病人出院后可以进行针灸治疗吗? 有哪些方式?

针灸是一种重要的非手术疗法,治疗腰椎间盘突出症效果明显。该方法具有操作方便、痛苦小、高效、速效的特点,病人易于接受。针灸治疗腰椎间盘突出症包括毫针疗法、电针疗法、耳针疗法、艾灸疗法、贴敷疗法等。

(1)毫针疗法:取穴:肾俞、大肠俞、八髎、华佗夹脊等。下肢放射痛偏于正中、膀胱经者,加秩边、殷门、承山、昆仑、足临泣穴等;下肢放射痛偏于后外侧胆经者,加环跳、风市、阳陵泉、足三里、悬钟、昆仑、太冲穴等。根据病情每次选择 8～10 穴,常规消毒后,选用 30 号 1.5 寸和 3 寸的不锈钢毫针,采用爪切或夹持进针法,针刺深度为 1.2 寸(环跳 2.5 寸),边进针边调整角度与深度,以获得明显酸、麻、胀等得气感。然后留针 30 分钟,每天 1 次。10 次为 1 个观察疗程。

(2)电针疗法:电针是在针刺入腧穴得气后,在针上通以(感应)人体生物电的微量电流波刺激穴位,治疗疾病的一种疗法。具有调整人体功能,加强止痛、镇痛,促进气血循环,调整肌张力等作用。选择穴位一般同毫针疗法,然后接 G 6805 - Ⅱ 型电针仪,连续波,频率为 40 Hz,电流强度 2 mA;持续时间为 20 分钟,每天 1 次,

10次为1个观察疗程。连续2个疗程,疗程间休息5天。

(3)耳针疗法:"耳针"是指借助人的耳部治疗疾病的方法。人体十二正经都与耳有直接或间接的联系,所谓"耳者,宗脉之所聚也"。历代医家在通过耳来诊治疾病的实践中都积累了大量经验。耳针疗法可以用传统的毫针,还可以用埋针、压丸等方式治疗。常用耳穴有肾、肾上腺、腰椎、骶椎、神门、皮质下,每次选取2~3个穴位。方法:将耳郭局部皮肤用酒精消毒待干,将粘有王不留行籽的胶布,对准耳穴敷好,按压数分钟。病人可每天自行在贴压处按压刺激3次,每穴每次2~3分钟,每3~7天可更换穴位。

(4)艾灸疗法:艾灸疗法简称灸法,是运用艾绒或其他药物在体表的穴位上烧灼、温熨,借灸火的热力以及药物的作用通过经络的传导,以起到温通气血、扶正祛邪,达到防治疾病的一种治法。腰椎间盘突出症多是经络受阻和寒凉导致,艾灸可以起到温热驱寒、疏通经络的目的。腰椎间盘突出症的艾灸治疗主要选择腰部的腰夹脊穴、阿是穴(腰部压痛点)和疾病的阳性反应点及循经穴位,殷门穴、承山穴、后溪穴、足三里等。可以直接用艾条或用艾灸盒治疗。一般每天1次,可以灸3~5个穴位,每次30分钟。阿是穴可以灸的时间再长一些。

11. 针灸治疗腰椎间盘突出症有哪些特点?

(1)针灸治疗腰椎间盘突出症能充分发挥通经止痛、活血化瘀之效,从而取得通则不痛的效果。现代医学研究表明,针灸治疗可降低致痛物质——血浆游离5-HT含量,还可激发机体产生内源性吗啡样物质参与镇痛。

(2)针灸治疗能改善椎间盘突出周围的微循环,增加局部血流,促进神经根营养供应,消除组织间隙水肿,解除对硬膜囊和神经根的压迫,使长期受压所致的充血、水肿和炎症逐渐改善。

(3)针灸通过非药物的物理刺激激发人体自我调节功能而实

现治疗目的,疗效显著、操作易行、无不良反应,而且经济、安全。

12. 推拿怎样治疗腰椎间盘突出症?

推拿治疗腰椎间盘突出症能促进患部气血循环加快,使血管痉挛缓解,病理产物得以吸收和排出,从而加速突出髓核中水分的吸收,减轻神经根周围组织的机械压迫和化学刺激,同时使紧张痉挛的肌肉放松。点揉有关穴位,如命门、肾俞、环跳、委中、承山等可通过经络使经气传导到病变部位,从而达到理气、活血、止痛,解痛、通络、疏经的作用。

推拿治疗腰椎间盘突出症的基本手法有一指禅推法、滚法、按法、扳法、拿法、摇法、拔伸法、背法。治疗常用穴位包括夹脊穴、肾俞、大肠俞、腰阳关、居髎、环跳、承扶、委中、承山、阳陵泉、绝骨、昆仑及阿是穴等。

13. 推拿治疗腰椎间盘突出症怎么操作?

(1)病人俯卧位,医者立于其患侧,用一指禅推法在患侧腰夹脊、肾俞、大肠俞及腰阳关诸穴进行上下往返治疗3分钟,继用拇指依次按揉以上诸穴,反复操作3~5分钟;再用滚法施于腰部病变处,持续3~5分钟。

(2)用滚法施于臀部,大腿后侧、腘窝,小腿后侧,上下往返操作3~5次,然后以拇指按揉居髎、环跳、承扶、委中、承山等穴,反复操作3~5分钟,以有酸胀感为度。

(3)在腰部施滚法的同时,配合腰部后伸被动活动动作3~5次,再行腰后伸扳法,反复治疗3~5次。

(4)医者用双手掌重叠按压腰部,反复有节奏的按压,上下往返移动操作3~5次,使腰椎后伸,以矫正后突畸形。

(5)病人取健侧卧位,健侧下肢伸直,患侧下肢屈曲,医者用一手按住病人肩部上方,用另一手掌根或用肘部按压臀部,两手同时作反方向用力推扳动作,此时可听见"咔嗒"声音,但不必强求此声音,健侧可重复上法操作。

（6）病人取俯卧位，医者立于治疗床上，用膝抵住腰部，双手抱住患侧小腿下端踝部用力向上扳，膝、手相对用力使腰部后伸，反复操作 3～5 次。

14. 寻求推拿治疗腰椎间盘突出症要注意什么?

推拿治疗腰椎间盘突出症时应注意以下几点。

（1）急性期前 3 天最好不采用推拿治疗。腰椎间盘突出症急性期时神经根严重充血、水肿，推拿后可刺激神经根使症状加重。

（2）中央型腰椎间盘突出症较为典型者，应绝对禁止推拿，以免造成严重后果。

（3）对于某些高位腰椎间盘突出症病人，应有明确的定位诊断，还要参考 CT 片或核磁共振等资料，在对突出物的大小、部位十分明确的情况下，可慎用推拿治疗。

（4）腰椎间盘突出症合并脊柱外伤，有脊髓损伤症状者，推拿疗法可加剧脊髓损伤，故应禁用。

（5）腰椎间盘突出症伴有骨折、骨关节结核、骨髓炎、肿瘤、严重的老年性骨质疏松症，推拿疗法可使骨质破坏、感染扩散，应禁用。

（6）腰椎间盘突出症伴有高血压、心脏病、糖尿病及其他全身性疾病，或有严重的皮肤病、传染病，怀疑有结核、肿瘤等情况时，应禁用推拿疗法。

（7）腰椎间盘突出症伴有出血倾向或血液病病人不宜予以推拿治疗，否则可引起局部组织内出血。

（8）妊娠 3 个月以上的女性腰椎间盘突出症病人应禁用推拿治疗，以防流产。女性在月经期也不宜采用推拿疗法。

另外，进行各种扳法时，病人要注意不与医生对抗。若出现腰部下肢不适症状要及时向医生反映，还应注意治疗后与治疗前的症状对比，向医生反映以利治疗。治疗期间应睡卧硬板床，佩戴腰围，避免弯腰抬重物，避风寒。

15. 埋线疗法怎样治疗腰椎间盘突出症？

埋线疗法是以传统经络理论为基础，结合现代生物医学材料发展，将体内可吸收的各类生物材料注入穴位内，借助材料对穴位的长期刺激替代每日的针灸刺激，实现传统针灸的长期留针效应，从而发挥疾病治疗作用的一种创新技术。腰椎间盘突出时，神经根的炎症是引起腰腿疼痛的主要原因。因此，微创埋线治疗的关键是消除神经根的水肿、充血、粘连等无菌炎症。该疗法简单方便，疗效显著。

16. 埋线疗法治疗腰椎间盘突出症有哪些注意事项？

（1）埋线后，局部出现酸、麻、胀、痛的感觉是正常的，是刺激穴位后针感得气的反应，一般持续时间为 2～7 天。

（2）埋线后，6～8 小时内局部禁止沾水，不影响正常的活动。局部出现微肿、胀痛或青紫现象是个体差异的正常反应，是由于局部血液循环较慢，对线体的吸收过程相对延长所致，一般 7～10 天即能缓解，不影响任何疗效。

（3）体形偏瘦者或局部脂肪较薄的部位，可能出现小硬结，不影响疗效，但吸收较慢，一般 1～3 个月可完全吸收。

（4）女性在月经期、妊娠期等特殊生理时期尽量不埋线。对于月经量少或处于月经后期的病人，可由医生视情况决定是否埋线。

（5）皮肤局部有感染或有溃疡时不宜埋线。肺结核活动期、骨结核、严重心脏病、瘢痕体质及有出血倾向者等均不宜使用本法。

（6）埋线后，避风寒、调情志，以清淡饮食为主，忌烟酒、海鲜及辛辣刺激性食物。

（7）如果埋线后局部出现红、肿、热、痛者，请与医生联系，宜做相应抗感染处理。

17. 怎样采取自我腰部按摩辅助治疗腰椎间盘突出症？

（1）捏拿腰部肌肉：用双手拇指和食指同时从上向下捏拿、提

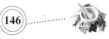

放两侧腰部肌肉,直至骶部。如此自上而下捏拿 4 次。

（2）擦腰：两手掌根紧贴腰部,用力上下擦动,动作要快速、有力,以腰部有温热感为度。

（3）揉腰眼：腰眼位于第 4 腰椎棘突下旁开 3.5～4 寸之凹陷（此处"寸"为中医学中的"同身寸"）。两手握拳,用食指掌指关节紧按腰眼,作旋转用力按揉 30～50 次,以腰酸胀为宜。

（4）叩击腰骶部：双手握空心拳,反手背后,以双手拳背着力,有节奏地交替呈弹性叩击骶部。手法要平稳,力量由轻到重,有振动感,有透力。可先从骶部向上叩击至手法不能及为止（腰部）。再向下叩击至骶部,从上至下,如此往返七八次。

（5）颤动腰部肌肉：两手掌根部按压腰部,快速上下颤动15～20次。

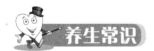

1. 怎样才能预防腰椎间盘突出症?

众所周知,腰椎间盘突出症是一种常见多发病,它会引起腰部疼痛、下肢麻木、发凉,甚至瘫痪、大小便失禁等,严重影响人们的生活质量。因此,在日常生活中应该怎样进行预防是一个很重要的环节。要预防腰椎间盘突出症,应做到以下几点。

（1）保持腰椎的正确姿势,坐姿时应选择高且有靠背的椅子,卧位应选择硬板床。

（2）在一定的时间内,应随时调节体位,不要长时间处于一种姿势,如久坐,尤其长时间弯腰,最易引起腰椎间盘突出。

（3）功能锻炼可改善局部血液循环,减轻和消除腰椎间盘周围软组织的水肿,延缓和防止腰椎间盘突出,如：①腰部的伸展运动；②"鱼跃式"腰背肌锻炼。

（4）注意腰部的保暖，避免受凉。

（5）已患腰椎间盘突出症的病人，急性期应佩戴腰围，限制腰部活动，避免加重病情，卧床后可解掉腰围。

（6）功能锻炼要科学。腰椎间盘突出症病人平时要加强腰背肌和腹肌的锻炼，增强脊柱的稳定性。最常用的锻炼姿势学名称为"燕飞"式，即俯卧在床上，头部和腿部同时向上翘起，坚持到腰肌酸痛为止，再放松休息一下，如此反复锻炼，1 次 15 分钟，1 天 2 次。在各种健身方式中，不用负重的游泳锻炼较适合腰椎间盘突出症病人。

（7）腰椎间盘突出症病人不要做长时间的不正规按摩，否则容易引发黄韧带肥厚，导致腰椎管狭窄。温度变化容易引起腰椎间盘突出症复发。注意季节变化，增减衣服，尤其是腰部。腰椎间盘突出症病人抱小孩时最好贴近自己的身体，否则容易引发腰椎间盘突出或病情复发。腰椎间盘突出症病人不要"逞强"搬动重物。

2. 为什么要求腰椎间盘突出症病人要睡硬板床？

卧硬板床休息是治疗腰椎间盘突出症的一个基本原则。通过卧硬板床休息，可消除负重和体重对椎间盘的压力，有利于解除腰部肌肉、韧带的收缩及痉挛，恢复腰部肌肉、韧带的原有平衡状态，突出的髓核也随之脱水、缩小，促进了神经根炎性水肿、渗出的吸收，减轻突出的髓核对神经根的压迫程度，使症状得到缓解。可根据个人生活习惯、住地的气候、经济条件选择床具，但所选择的床具要使人体在仰卧位时保持腰椎正常的生理前凸，侧卧时保持腰椎不侧弯。较理想和经济的选择是木板床，并在床板上铺厚度适当、软硬适宜的褥子或海绵床垫，同时，还要保证充足的卧床时间，这样能最大限度地减轻或解除腰部肌肉的收缩、紧张、痉挛。此外，卧床休息也不是绝对不动，可在床上适当运动，尤其是进行功能锻炼，可避免肌肉失用性萎缩及防止神经根的粘连，对日后下床后的疾病恢复极有帮助。

3. 预防腰椎间盘突出症有什么方法?

由于年龄的增长,脊柱的生理退行性变化,老年人更容易患腰椎间盘突出症。因此,老年人预防腰椎间盘突出症显得尤其重要。

(1)定期查体,保持乐观向上的人生观,提高生活质量。

(2)老年人的饮食应多样化,可适当增加牛奶、海产品等富含钙的食品,补充体内钙的丢失,减缓机体的衰老过程。

(3)老年人可能要面临一些更繁重的家务劳动,如做饭、看孩子这些工作看起来简单,却很繁琐。应根据自己的情况合理安排,如有困难,感到力不从心时,千万不要勉强。即使是力所能及的工作,也不能着急,避免因突然用力而造成扭伤。

(4)老年人应经常参加适度的运动,如打太极拳、爬山,散步、打门球、游泳等,加强对关节、肌肉的锻炼,提高关节的运动能力,如果平时爱好运动量较大的球类运动,在身体状况允许的情况下也可适当参加。

(5)腰痛发生后应积极治疗,尽量到正规医院采用正规的推拿、理疗治疗,不要随便找"游医",不要自作主张口服止痛药。对社会流行的一些健身方法,不能盲目模仿,以免加重腰痛。

(6)在治疗其他疾病时,应避免长时间使用激素。因为激素类药物会促进钙质的丢失,造成骨质疏松。

4. 腰椎间盘突出手术康复后,在工作时应怎么预防腰椎间盘突出症复发?

(1)选择合适的坐具,尽可能减少腰骶部的劳损。较为合理的坐具要求高低适中,并有一定后倾角的靠背,如果有扶手则更佳。另外,还应注意坐具与办公桌的距离及高度是否协调。长时间开会作报告时,最好不要坐沙发。

(2)加强自身保护和锻炼。对久坐的工作者来说,坐的时间相对长且运动少,腰背肌较弱。因此,加强自身保护和锻炼对预防腰椎间盘突出症十分重要。平时应采取正确的办公坐势,在工作一段时间后,调整自己的体位,不宜让腰椎长期处于某一被迫体位。另外还应注意加强腰背肌的锻炼,即不时地离开办公桌,做后伸、左右旋转等腰部活动或每天定期进行腰背肌的锻炼如"五点支撑""燕飞"等,也可选择一些适合自己的保健操、太极拳等锻炼项目。

（3）合理使用空调。现在许多办公室都安装了空调,这无疑在炎热的夏天为"办公室族"带来一个凉爽的工作环境,但室温太低、凉气过重,使腰背肌肉及椎间盘周围组织的血运障碍,增加了发生腰痛的机会。开空调时,室温保持在26°左右较为适宜。此外,空调的风口切忌对着腰部及后背。

（4）自坐位起立时,应先将上身前倾,两足向后,使上身力量分布在两足,然后起立。

（王　军）

图书在版编目(CIP)数据

骨科出院病人中医调养/王明海,王军主编. —上海:复旦大学出版社,2017.10
(出院病人健康教育与中医调养丛书/孙文善总主编)
ISBN 978-7-309-13175-8

Ⅰ. 骨… Ⅱ. ①王…②王… Ⅲ. 骨疾病-中医学-康复医学 Ⅳ. R274

中国版本图书馆 CIP 数据核字(2017)第 189134 号

骨科出院病人中医调养
王明海 王 军 主编
责任编辑/王 瀛

复旦大学出版社有限公司出版发行
上海市国权路 579 号 邮编:200433
网址:fupnet@fudanpress.com http://www.fudanpress.com
门市零售:86-21-65642857 团体订购:86-21-65118853
外埠邮购:86-21-65109143 出版部电话:86-21-65642845
上海华教印务有限公司

开本 890×1240 1/32 印张 5 字数 119 千
2017 年 10 月第 1 版第 1 次印刷

ISBN 978-7-309-13175-8/R · 1630
定价:20.00 元